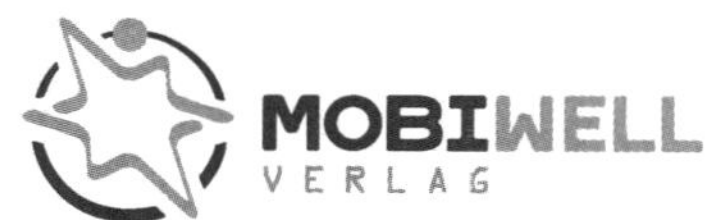
MOBIWELL
VERLAG

AF537394

Dr. habil. Jochen Gartz

Wasserstoffperoxid

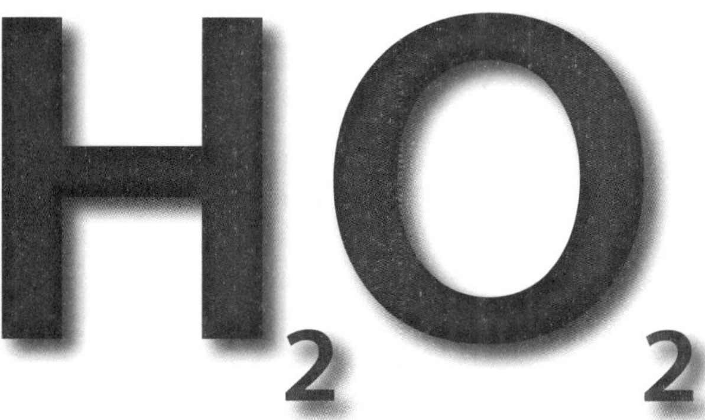

Anwendungen und Heilerfolge

Dr. habil. Jochen Gartz

Wasserstoffperoxid: Anwendungen und Heilerfolge

Zweite Auflage, 2020

Lektorat: Daniel Wagner
Layout: Inna Kralovyetts
Korrektur: Alexander Böhm

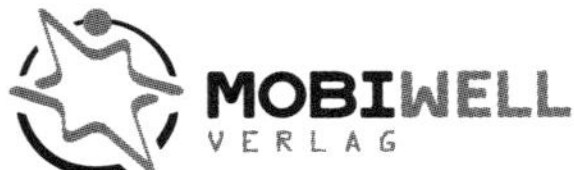

www.mobiwell.com

ISBN: 978-3-944887-48-7

Meinem Großvater Friedrich Gartz (1896–1946)
aus gegebenem Anlass gewidmet.

Inhalt

Einleitung

Vor mehreren Jahren erschien mein Buch „Wasserstoffperoxid: das vergessene Heilmittel“, das erstmalig die Geschichte der medizinischen Anwendung des Peroxids und seiner Abkömmlinge bis in die heutige Zeit beschreibt. Darin wurde dargelegt, dass die einfache, billige und leicht erhältliche Substanz desodorierend und desinfizierend wirkt und Viren, Bakterien, Pilze, Sporen sowie Parasiten abtöten kann, ohne dass es zu Allergien und Resistenzen kommt.

Seit der Veröffentlichung im Jahr 2014 hat mich eine Flut von Rückmeldungen erreicht, sodass ich über die Jahre weiterführende Fragen zur Anwendung der Peroxide sowie mehrere Erfahrungsberichte zusammentragen konnte. Beides hat mich dazu bewogen, dieses Nachfolgewerk zu veröffentlichen.

Zunächst war ich über die riesige Resonanz sehr überrascht. Es schien, als ob die von mir bereitgestellten Informationen begierig aufgenommen wurden und das Peroxid rasch dem Spektrum an alternativen Behandlungsmethoden hinzugefügt wurde – wohl auch, weil hier eine ganze Anzahl von Erfolgen selbst zu erzielen ist, und zwar mit frei verfügbaren Substanzen. Einzigartig und besonders bemerkenswert ist daran, dass diese Peroxide im Gegensatz zu anderen Methoden eine inzwischen über 100-jährige medizinische Geschichte aufweisen, die in vielen Hundert Fachartikeln zweifelsfrei dokumentiert ist.

Die Rückmeldungen zum Inhalt, die mich bis zum heutigen Tag erreichen, stammen aus unterschiedlichen Berufs- und Interessengruppen: von belesenen Laien und Heilpraktikern, aber zunehmend auch von Medizinern, die freimütig schreiben, dass sie nur sehr wenig über die Substanz im Studium gelernt haben und wissen. Alle Personen haben ein tiefes Interesse an alternativen Methoden in der Medizin und sind aus unterschiedlichen Gründen der festen Überzeugung, dass das altbewährte

Mittel wiederverwendet werden sollte, da es echte Vorteile gegenüber anderen Anwendungen liefert – und zuweilen sogar die einzige sinnvolle Maßnahme darstellt. Das wird in den vielen Beispielen deutlich, die hier vorgestellt werden.

Nehmen wir etwa die Wundbehandlung: Manche langjährige Mediziner erinnern sich sicher noch an ihre Kindheit und Jugendzeit, wo Alltagswunden mit 3%igem Wasserstoffperoxid oder sogar mit festem Harnstoffperhydrat behandelt wurden. Das Aufschäumen durch den entstandenen Sauerstoff mit Abstoßung von Schmutzpartikeln blieb ihnen in lebhafter Erinnerung, und die Wunden heilten sehr schnell und ohne Komplikationen ab. Entsprechende Erfolge wurden bereits im Ersten Weltkrieg verzeichnet: So berichtete Pichler schon 1915 über große Heilerfolge mit der Peraquinsalbe, die die hier noch ausgiebig vorgestellte Verbindung des Wasserstoffperoxids mit Harnstoff (Harnstoffperhydrat) enthielt, die erst 1906 erstmalig hergestellt und gleich sehr positiv gegenüber Bakterien getestet worden war. Er schrieb, dass „die Anwendungen bei Verletzungen durch Granatsplitter und bei Schüssen äußerst positiv waren. Die Tetanusfälle waren drastisch reduziert, die Wunden reinigten sich durch das Schäumen mit Sauerstoffbildung weitgehend selbst. Unter Beseitigung des unvorstellbaren Wundgestankes trat schnell eine rosige Verfärbung mit schneller Granulation und Wundheilung ein."

Schläpfer berichtete noch eindrucksvoller im Jahre 1917, dass er die Presslinge der Harnstoffverbindung (etwa 33 % Wasserstoffperoxid!) direkt in die Wunden einbrachte – und zwar umso mehr Presslinge, je größer die Wunden waren. Er beschrieb es so: „Die Wunden waren durch das Milieu des Schützengrabens ausnahmslos stark verschmutzt und Tetanus und andere Infektionen drohten. Dass Keime vorhanden waren, zeigte sich im starken Gestank der Wunden, der in den Krankensälen ausnahmslos und furchtbar dominierte. Beim Einführen der Presskörper tief in die Wunden trat unmittelbar ein starkes Schäumen auf, das Schmutzpartikel heraustrieb. Bis auf ein Kribbeln traten keine weiteren Missempfindungen auf. Die Anwendung konnte so toleriert werden. Schnell verschwand der Gestank, der Heilungsprozess setzte sehr schnell ein und diese Behandlung erwies sich als weit überlegen gegenüber anderen, oft verzweifelt wirkenden Maßnahmen. Ich habe an einigen Hundert Schussopfern in zwei Jahren das Verfahren als sicher und sehr wirksam angewendet!"

Man vergleiche dazu nur die Ausführungen auf Behältnissen mit heutigen 3%igen Wasserstoffperoxidlösungen, deren Anwendungen auf einer nur etwa 0,3%igen (!) Verdünnung basieren. Trotzdem steht als unsinniger Warnhinweis auf diesen Flaschen: „Soll nicht in geschlossenen Körperhöhlen angewendet werden, um die Gefahr einer Gasembolie zu vermeiden." Viel besser lässt sich nicht illustrieren, dass dieses Heilmittel heutzutage tatsächlich „vergessen" ist – gerade auch in der Wundbehandlung, wo diese effektive Therapie ohne ersichtlichen Grund durch schlechtere, aber erheblich teurere Mittel ersetzt wurde, bei denen sich die Wunde auch nicht selbst mechanisch reinigt.

Viele meiner Leser scheinen jedenfalls erkannt zu haben, dass trotz aller Propaganda über die Fortschritte in der modernen Heilkunde in Interviews und Artikeln viele Therapien eben nicht optimal verlaufen und neue Probleme wie Multiresistenzen von Bakterien oder Allergien auftreten. Daher zeigt sich in den Zuschriften auch eine große Affinität, bei verschiedenen Leiden die leicht erhältliche Substanz selbst zu testen – mit teils verblüffenden Erfolgen, wie Sie im zweiten Teil des Buchs sehen werden. Gleichzeitig traten viele Fragen zu den Eigenschaften der Substanz und weiteren Anwendungsmöglichkeiten auf, die hier summarisch und im Detail beantwortet werden sollen.

Dr. habil. Jochen Gartz, Mai 2018

Teil 1

Stoffkunde

Eigenschaften und Besonderheiten des Wasserstoffperoxids

Schon im Jahr 1818 entdeckte der französische Chemiker Louis Jacques Thénard (1777–1857) das H_2O_2 in einer anorganischen Reaktion: Er versetzte Bariumperoxid mit Säure und erhielt Wasserstoffperoxid in wässriger Lösung. Die ätzende Schwefelsäure erwies sich dabei als besonders geeignet, da das Beiprodukt Bariumsulfat unlöslich ausfiel und abfiltriert werden konnte. Das entstandene Peroxid wurde zunächst „Sauerstoffwasser" genannt, weil sich bei Zersetzungen Sauerstoff bildete und zur Verblüffung der Forscher sonst nur noch Wasser übrig blieb. Schnell wurde auch durch Zufall die wundheilende Wirkung entdeckt und die medizinische Anwendung begann.

Eine wichtige Erkenntnis aus der Anfangszeit der Herstellung des Peroxids war, dass bei der Reaktion ein geringer Überschuss an Schwefelsäure dazu führte, dass eine schwach saure Peroxidlösung entstand, die stabiler als das reine Produkt war. Letzteres zersetzte sich nämlich besonders schnell bei der Lagerung in Glasflaschen, was heute dadurch erklärbar ist, dass sich alkalische Substanzen aus dem Glas lösten und mit dem Peroxid reagierten.

Diese frühen Beobachtungen leiten zu der Fülle an Zuschriften über, in denen es um die Frage ging, ob die heute verwendeten Stabilisatoren für problematisch zu erachten sind.

Zunächst muss festgehalten werden, dass bei der Stabilisierung keine Vergällung (Denaturierung) des Wasserstoffperoxids vorliegt. Diese Frage kam auf, weil manche Leser offensichtlich Analogien zur Vergällung von Alkohol sahen, der sowohl im Falle des Brennspiritus als auch beim medizinischen Alkohol nicht mehr trinkbar ist. Dies wird allerdings nur getan, um den Alkohol ungenießbar zu machen und die hohen Steuern zu vermeiden, die anfallen würden, wenn der Alkohol als Lebensmittel deklariert werden könnte.

Fakt ist, dass alle Formen und Marken des Wasserstoffperoxids im Handel stabilisiert sind. Ohne Stabilisator wird das Peroxid nur für einzelne wissenschaftliche Forschungen verwendet; es ist aber nicht im normalen Bezug erhältlich. Entgegen mancher Meinung ist selbst das 35%ige Peroxid („food grade") stabilisiert, mit dem Lebensmittelverpackungen desinfiziert werden.

Die problematische Schwefelsäure ist hingegen schon seit mehreren Jahrzehnten nicht mehr enthalten: Der Herstellungsweg aus Bariumperoxid wurde schon lange verlassen und die ungeheuren Mengen Peroxid sind heute im Wesentlichen eine Domäne der organischen Chemie. Bei den verwendeten Verfahren wird zunächst Luftsauerstoff angelagert und bei der Abspaltungsreaktion in Wasserstoffperoxid verwandelt; die Stabilisatoren werden erst nachträglich zugesetzt.

Die 3%ige Lösung aus der Apotheke enthält beispielsweise zur Stabilisierung kleine Mengen an Phosphorsäure. Diese ist ein offizieller Lebensmittelzusatz (E 338) und kommt in höheren Konzentrationen in Cola vor. Verdünnt man diese Lösung, bis nur noch 1 % Peroxid enthalten ist, lässt sich die Säure mit Indikatorpapier gar nicht mehr sichtbar machen. Diese 1%igen Lösungen lassen sich bei Raumtemperatur, im Dunkeln und in Plastikbehältern vier bis acht Wochen aufbewahren, ohne dass sie sich zersetzen.

Praxistipps

Herstellung einer 1%igen Lösung

Vermischen Sie zwei Teile Wasser (destilliert oder aus der Leitung, allerdings sollte das Trinkwasser nicht nach Chlor riechen) mit einem Teil 3%igem Peroxid.

Herstellung einer 3%igen Lösung

Geben Sie sieben Volumen Wasser (destilliert oder aus der Leitung, allerdings sollte das Trinkwasser nicht nach Chlor riechen) zu drei Volumen einer 10%igen Lösung.

Das 3%ige Präparat ist auch durch Verdünnung von einem Teil der 30%igen Lösung mit neun Teilen Wasser herstellbar.

Warnhinweis zu Einläufen

Manchmal wird empfohlen, das Wasserstoffperoxid als Einlauf „zur Darmreinigung" zu verwenden. Die Leipziger Arbeitsgruppe hat in den 1960er Jahren in diesem Bereich Tierversuche durchgeführt und wies dabei Embolien nach, die tödlich enden können. Ob man diese Versuche eins zu eins auf größere Lebewesen wie den Menschen übertragen kann, ist ungewiss, daher sollten aufgrund des Risikos Konzentrationen über 1%igem H_2O_2 unbedingt vermieden werden. Ich rate übrigens generell von dieser Anwendung ab, da ich keinen praktischen Nutzen darin erkennen kann.

Die im Handel erhältlichen Peroxidlösungen mit höheren Konzentrationen von 10 oder 11 % enthalten meist ähnlich gebaute Phosphonsäuren. Daneben gibt es bei höheren Konzentrationen bis 35 % zur Stabilisierung sehr kleine Mengen an organischen Substanzen (Komplexbildner), die Metallverbindungen wie Eisenionen binden und damit unwirksam machen.

Bei der Verdünnung hochprozentiger Lösungen mit Wasser vermindert sich natürlich auch die aktive Konzentration an Stabilisator, allerdings hat das zur Folge, dass die entstandenen Präparate nicht so lange haltbar sind wie die höher konzentrierten Ausgangsprodukte.

Die Stabilisierung ist allerdings nur relativ und dient dazu, die reaktive Substanz bei der Lagerung hinreichend zu schützen, damit sich kein Sauerstoff entwickeln kann, der die Container schließlich sprengen könnte. Die Reaktionsfreudigkeit außerhalb der Behälter kann durch einen einfachen Versuch getestet werden: Gießt man wenige Milliliter des Präparats aus der Apotheke in einen Ausguss, dann hört man sofort ein Zischen – ein Zeichen dafür, dass sich im Zersetzungsprozess Sauerstoff und Wasser bilden. Dies ist darauf zurückzuführen, dass sich im Abwasserrohr verschiedene Verbindungen wie Schwefelabkömmlinge oder Metallsalze befinden und der Stabilisator die Reaktion durch die hohe Konzentration dieser Agenzien nicht mehr verhindern kann.

Zur Problematik einer Wasserstoffperoxidsalbe

An sich wirken bereits 1 bis 15%ige wässrige Wasserstoffperoxidlösungen bei der lokalen Anwendung gegen verschiedenste Infektionen (Bakterien, Pilze, Viren) sowie durchblutungsfördernd. Da die Lösungen nur einen geringen Anteil an Peroxid enthalten, werden wesentliche Eigenschaften durch die Hauptmenge an Wasser bestimmt, weshalb auch eine wasserähnliche Verdunstung auf der Haut beobachtet werden kann.

Die Arbeitsgruppen um F. Hauschild und R. Ludewig wiesen schon vor 60 Jahren in Leipzig nach, dass das Wasserstoffperoxid sehr schnell und unzersetzt die äußere Hautschicht durchdringt und erst dann (durch das Enzym Katalase) in sehr aktiven atomaren Sauerstoff und Wasser zerfällt. Der Sauerstoff ist dann noch etwa 24 Stunden nachweisbar und beispielsweise als weißer Fleck sichtbar, wenn eine 10%ige Lösung auf die Haut aufgetragen wurde. Diese Beobachtungen beweisen, dass die Lösung auch bedenkenlos mit Zellstoff aufgetragen werden kann und noch immer wirkt.

Trotzdem gibt es eine Fülle von Anfragen, wie eine Peroxidsalbe hergestellt werden kann. Es gab viele Klagen, dass entsprechende Fragen in Apotheken abschlägig beantwortet wurden – die Ausreden reichten von „unmöglich“ bis „zu teuer“, auf jeden Fall war Desinteresse vorhanden. Natürlich spielt hier auch Unkenntnis und Angst vor Versagen eine Rolle, da die Zersetzlichkeit gut bekannt ist. Das Problem bei der Herstellung habe ich bereits selbst beobachten können: Als ich einmal in der Schweiz dem Versuch eines Apothekers beiwohnte, eine solche Salbe herzustellen, war die Metalltube durch den bei der Zersetzung entstandenen Sauerstoff schließlich aufgeblasen wie ein kleiner Luftballon.

Offensichtlich ist die Herstellung der Salbe nur möglich, wenn möglichst wenige Zutaten verwendet werden, die dazu noch gegen Oxidation resistent sind und auch keine Katalysatoren enthalten, die den Beginn der Zersetzung einleiten könnten. Damit fallen schon einmal herkömmliche O/W-(Öl-in-Wasser-) oder W/O-(Wasser-in-Öl-)Mischungen als Salbengrundlagen weg, die durch unterschiedlichen Fettgehalt gekennzeichnet sind und mehrere zersetzliche Stoffe als Grundlagen enthalten.

Vor etwa 20 Jahren fand ich nach Testung vieler Salbengrundlagen heraus, dass nur die Herstellung von Hydrogelen garantiert, stabile und wirksame Präparate zu erhalten. Bei dieser Prozedur wird ein fester Gelbildner verwendet, der die Peroxidlösung durch Einrühren schließlich in ein Gel verwandelt. Je nach Menge des verwendeten Geliermittels kann das Ergebnis variieren – von recht dünnflüssig bis zur Konsistenz eines weißen, durchsichtigen Puddings.

Es gibt verschiedene Arten von Gelbildnern, doch dürfen beispielsweise organische Substanzen wie Gelatine wegen ihrer Zersetzlichkeit nicht verwendet werden. Am besten geeignet sind die synthetisch abgewandelten Abkömmlinge der natürlich vorkommenden Cellulose: Sie werden Klucele genannt, sind chemisch mit handelsüblichem Tapetenkleister verwandt und völlig ungiftig. Die verschiedenen Klucele gelieren unterschiedlich, sodass die zu verwendenden Mengen und die resultierende Viskosität variieren. Bei meinen eigenen Versuchen habe ich das Klucel H als besonders vorteilhaft empfunden. Die Wasserstoffperoxidlösungen von 1 bis 15 % gelieren bei Raumtemperatur nach wenigen Minuten, wenn das feste Klucel H portionsweise mit einem Plastikspatel

Praxistipps

Herstellung eines dünnflüssigen Gels

Verrühren Sie 1,5 Gramm des Klucels H in einem Plastikbehälter (Haushaltsverpackung) mit dem Plastikspatel mit 100 Milliliter 3%igem Wasserstoffperoxid.

Herstellung eines zähflüssigen Gels

Verrühren Sie fünf Gramm Klucel H in 200 Milliliter 10%igem Peroxid, um ein dickflüssiges Gel zu erhalten. Beim Einsatz von sechs Gramm Klucel H gleicht die Konsistenz noch mehr einem Pudding.

eingerührt wird. Entgegen den Meinungen der Apotheker können diese Hydrogele problemlos von Laien hergestellt werden.

Alle diese Gele sind leicht anwendbar und trocknen auf der Haut vollständig ab; die Rückstände des Gelbildners lassen sich leicht mit Wasser entfernen. Sie sind besonders bei kleinen Läsionen zu empfehlen.

Der Unterschied zur Anwendung der wässrigen Lösungen besteht darin, dass die Gele nach der Applikation nicht zerlaufen, die Verdunstung langsamer abläuft und der Wirkstoff länger freigesetzt wird, wenn die Gele dicker aufgetragen werden.

Harnstoffperhydrat

Das Wasserstoffperoxid kann in ein interessantes festes Produkt verwandelt werden, das unter trockenen Bedingungen recht stabil ist und vielseitig angewendet werden kann. Schon 1906 stellte die Firma Merck aus 30%igem Wasserstoffperoxid und einer konzentrierten, kalten Harnstofflösung einen Feststoff her, der bei Raumtemperatur nach dem Filtrieren vorsichtig getrocknet wurde. Er löste sich aber leicht wieder in Wasser.

Bei den ersten Prüfungen der Firma zur Hemmung von pathogenen Bakterien wurde herausgefunden, dass das Produkt in Lösung stärker wirksam war als das eigene 30%ige Peroxid (Perhydrol). Die Substanz ist unter verschiedenen Namen bekannt: Harnstoffperhydrat, Harnstoffperoxid, Carbamidperhydrat, Carbamidperoxid oder einfach Harnstoff-Wasserstoffperoxid.

Unter letzterer Bezeichnung ist es oft im Handel – z. B. bei Carl Roth – erhältlich, zumeist als gepresste Ein-Gramm-Perlen ohne weitere Zusätze. Dadurch ist das Produkt leicht zu dosieren und anzuwenden. Außerdem gibt es sehr teure Präparate aus der Veterinärmedizin, bei denen die Tabletten nicht mehr ausschließlich aus dem Produkt bestehen und trotz der großen Verdünnung im Wasser noch wirksam sind.

Wie ich bereits in der Einleitung erwähnt habe, wurde das Harnstoffperhydrat auf deutscher Seite mit großen Erfolg bereits im Ersten Weltkrieg zur Wundversorgung in Salbenform verwendet. Damit konnten Tetanusfälle reduziert, aber auch andere Infektionen und faulige Gerüche effektiv bekämpft und die Heilung stark beschleunigt werden.

Das Produkt ist wenig toxisch und wie das reine Peroxid nicht allergen. Es wird häufig in der Industrie, in Gebissreinigern sowie in hohen Dosen als Bleichmittel für Zähne in zahnärztlichen Praxen verwendet. Darüber hinaus kommt es als leicht anwendbares Blondierungsmittel beim Friseur zum Einsatz.

Die im Handel erhältlichen Presskörper enthalten keinen weiteren Stabilisator, da der Harnstoff selbst als solcher dient, und lösen sich leicht und schnell in Wasser. Da die beiden Substanzen aufgrund der reversiblen Anlagerungsbindung ein sogenanntes Addukt bilden, liegen nach dem Lösen beide Stoffe vollständig vor.

Die höhere Wirksamkeit der Lösungen im Vergleich zur reinen Peroxidwirkung erklärt sich aus der Potenzierung, denn beide Stoffe sind pharmakologisch wirksam. Da Harnstoff die Hautschichten auflockert und dadurch die Resorption der eigentlichen Wirkstoffe fördert, wird er heute oft als Hilfsstoff in Salben eingesetzt. Bei Verwendung höherer Dosen führt Harnstoff zu Schäleffekten, die in Präparaten zur Hornhautbekämpfung ausgenutzt werden. Andere Effekte, wie die Feuchtigkeitsbindung in der Haut, kommen in kosmetischen Präparaten zur Anwendung.

Das Harnstoffperhydrat war seit Mitte der 1960er Jahre unter dem Handelsnamen Elawox auch als Puder mit der Grundlage Kartoffelstärke erhältlich (Original-Beipackzettel siehe Anhang). Im feuchten Milieu konnte mit dem Präparat 10%iges Wasserstoffperoxid freigesetzt werden, und es wirkte nicht nur bei bakteriellen, pilzlichen und viralen Infektionen ausgesprochen gut, sondern förderte auch die Durchblutung und Wundheilung. Trotz seiner Wirksamkeit und der Tatsache, dass weder Allergien noch Resistenzen auftraten, verschwand das Elawox jedoch im Jahr 2008 durch organisatorische Reorganisation im Leipziger Arzneimittelwerk völlig unbegründet vom Markt.

Praxistipps

Acht der Presskörper von je einem Gramm ergeben nach der Lösung in 92 Milliliter Wasser eine Lösung, die etwa 3 % Wasserstoffperoxid und 5 % Harnstoff enthält. Diese Lösung wirkt also als Kombination stärker als die 3%ige reine Peroxidlösung, die selbst schon eine schnelle Abtötung von Viren bewirkt.

Neben der wertvollen Puderapplikation existieren weitere potenzielle Anwendungen des Harnstoffperhydrats. So bildet beispielsweise Klucel H mit der Lösung der Harnstoffverbindung in analogen Mengen wie beim Peroxid Hydrogele, die dermatologisch einsetzbar sind. Um ein solches Gel herzustellen, können Sie sich an den Angaben aus dem vorhergehenden Kapitel orientieren.

Neue therapeutische Möglichkeiten bieten sich zudem durch die Verwendung des Harnstoffperhydrats in organischen Lösungsmitteln (Alkohole). Hier gibt es allerdings Besonderheiten, die bei den wässrigen Lösungen nicht auftreten.

Im Wesentlichen kann das leichtflüchtige Isopropanol zum Einsatz kommen, das verdünnt auf 70 % als Grundkörper bei vielen Desinfektionsmitteln verwendet wird. Weiterhin ist das ölige und nicht flüchtige Glycerin verwendbar, das sehr häufig Cremes und Seifen als Feuchtigkeitsmittel zugesetzt wird.

Praxistipps für die Herstellung der Alkohollösungen

- Typische Lösungen bestehen aus vier oder acht Gramm Harnstoffperhydrat und jeweils 96 oder 92 Gramm Lösungsmittel (Isopropanol oder Glycerin).
- Die Lösung des Wirkstoffes in den organischen Lösungsmitteln verläuft langsamer als in Wasser; in Pulverform löst er sich schneller in Isopropanol als im viskosen Glycerin.
- Werden die harten Presskörper verwendet, kann es länger dauern, bis diese vollständig aufgelöst sind – bei gelegentlichem Schwenken etwa einen Tag (Isopropanol) bzw. mehrere Tage (Glycerin). Hier kann der Einsatz eines Magnetrührers im Labor die Auflösung erheblich und auf wenige Stunden verkürzen.

Die Lösungen des Harnstoffperhydrats in beiden Alkoholen haben einzigartige Eigenschaften und sind jahrelang haltbar. Wie der Puder enthalten sie die reine, unzersetzte Substanz ohne Wasserzusatz, sodass sich Harnstoff und Wasserstoffperoxid erst auf der feuchten Haut bilden. Gleichzeitig können die Alkohole die zersetzende Katalase hemmen, wodurch die Präparate besonders lange wirken.

Da das Isopropanol auf der Haut verdunstet, lässt sich eine weit höhere Endkonzentration erreichen als mit der ursprünglichen Lösung. Damit eignet sich die Isopropanollösung hervorragend bei kleinen Hautläsionen, z. B. bei Staphylokokken- und Streptokokken-Infektionen, aber auch bei pilzlichen Veränderungen und bei Vireninfektionen mit pathogenen Viren wie Herpes simplex. Ähnliches gilt für die Glycerinlösung, die darüber hinaus leicht verstreichbar und nicht flüchtig ist, sodass ihre Wirkung noch länger anhält. Sie lässt sich zudem leicht mit Wasser abwaschen. Bei beiden Lösungen muss allerdings wie bei den wässrigen Präparaten auf das Bleichvermögen gegenüber Textilfarbstoffen geachtet werden.

Die Glycerinlösung und ihre Geschichte illustrieren eindrucksvoll, wie zählebig in der Medizin Anwendungen sind, von denen schon lange bekannt ist, dass sie bedenklich toxische Mittel enthalten. So verschwand in Frankreich beispielsweise erst vor wenigen Jahren das Quecksilberchromat, bei dem das schädliche Quecksilber und das Nierengift Chromat in einem Molekül vereint sind, aus der Wundbehandlung – dabei wurde bereits 1946 publiziert, dass die Glycerinlösung bei der Wundheilung im Vergleich zu dieser und weiteren Substanzen stärker wirksam ist!

Es ist auch möglich, anstelle der reinen Alkohole Lösungsmittel mit wenig Wasserzusatz, also in verdünnter Form zu verwenden. So kann das schon selbst desinfizierend wirkende 70%ige Isopropanol oder wässriges Glycerin in einer Konzentration von 80 bis 90 % verwendet werden. Diese Mischungen sind mit 4 bzw. 8 % an Harnstoffperhydrat ebenfalls stark wirksam, auch wenn hier wahrscheinlich der Zerfall in Wasserstoffperoxid und Harnstoff schon eher einsetzt, was sich unter anderem daran zeigt, dass sich das Perhydrat schneller auflöst. Zusätzlich ist das wässrige Glycerin dünnflüssiger und kann daher bei anderen Hautzuständen angewendet werden als die Originalsubstanz.

Jedenfalls eröffnen sich mit diesen Lösungen neue und sehr effektive Anwendungsmöglichkeiten – die Glycerinmatrix etwa kann direkt in Wunden eingebracht werden, vor Ort eine Vielzahl von Erregern bekämpfen und so rasche Heilungsprozesse einleiten.

Dibenzoylperoxid

Seit der Darstellung in meinem ersten Buch haben mich auch viele Fragen und Berichte zum organischen Dibenzoylperoxid erreicht, zu dem hier einige Aspekte ergänzt werden sollen. Das Peroxid hat es innerhalb seiner langen und wechselvollen Geschichte in die Einstufung als „essenzieller Arzneistoff“ der Weltgesundheitsorganisation (WHO) geschafft und wurde in deren „Liste der unentbehrlichen Arzneimittel“ aufgenommen – allerdings nur zur Behandlung von Akne vulgaris, obwohl es über die Jahrzehnte genügend Berichte zur klinischen Anwendung als antibakterielles Mittel und speziell bei der Wundheilung gibt.

Als organisches Peroxid ist Dibenzoylperoxid in Wasser unlöslich und liegt daher in Urform als farbloses Pulver vor, das allerdings nicht im Handel erhältlich ist, da es zur Verpuffung nach Zündung neigt. Diese gefährliche Eigenschaft geht jedoch völlig verloren, wenn es in einer wässrigen Zubereitung (meist Hydrogel) vorliegt – und als solches wird es zumeist vertrieben.

Im Gegensatz zum Hydrogel des Wasserstoffperoxids liegt das Dibenzoylperoxid im Gel als feinste Suspension vor. Nach dem Verdunsten verbleibt es zusammen mit dem Gelbildner auf der Haut und wirkt langsam und umfassend gegen verschiedenste Erreger. Meist reagiert es mit Molekülen, die Schwefel in Bindungen enthalten. Gleichzeitig entsteht beim Zerfall des Peroxids die Benzoesäure, die ebenfalls nachhaltig antimikrobiell wirkt und in hohen Konzentrationen auf die oberen Hautschichten schälend wirkt. Im Gegensatz zum Wasserstoffperoxid zeigt die Katalase keine Wirkung: Es wird kein freier Sauerstoff gebildet, der folglich nicht in tiefen Hautschichten nachgewiesen werden kann und dort bei Durchblutungsstörungen helfen könnte. Ebenfalls kommt es zu keiner Depotbildung in der Haut, da das Peroxid schnell in Benzoesäure umgewandelt wird.

Zur Behandlung von Akne vulgaris hält der Pharmahandel 3-, 5- und 10%ige Präparate bereit, wobei die antibakterielle Wirkung und die Wundheilungseigenschaften mit steigender Konzentration zunehmen. Die Absurdität der Fixierung auf eine Behandlung der Akne vulgaris führt leider zu Behauptungen in den Beipackzetteln, dass bei geschrammter, verletzter Haut das Auftragen kontraindiziert sei – dabei wurden gerade bei großen und kleinen Läsionen über Jahrzehnte große Erfolge verzeichnet!

In der Vergangenheit brachte beispielsweise die (derzeit nicht im Handel erhältliche) 20%ige Suspension beim „offenen Bein“ sehr gute Ergebnisse.

Zu beachten ist außerdem, dass in lokal wirkenden Präparaten verschiedenster Indikationen, einschließlich der Dibenzoylperoxid-Zubereitungen, Zusatzstoffe verwendet werden, die schon lange durch die Forschung verworfen wurden. So ist etwa das Propylenglykol ein häufig verwendeter, billiger und minderwertiger Ersatz des strukturell ähnlichen Glycerins und kann zu Reizungen und Austrocknungen führen.

Beim Dibenzoylperoxid gibt es außerdem eine interessante Kombination mit einem Wirkstoff aus der Klasse der pilztötenden Imidazole, die seit Jahrzehnten gegen Fußpilz und ähnliche Infektionen zum Einsatz kommen, aber auch Bakterien abtöten können. Die Rede ist vom Miconazol, über das ich bereits 1984 in einer Publikation festgehalten habe, dass es zusammen mit Dibenzoylperoxid in einer dermatologischen Grundlage chemisch stabil bleibt. Heute gibt es Präparate aus 2 % Miconazol mit 5 % Peroxid – etwa die Acne plus Creme, die aber seltsamerweise ebenfalls nur für Akne vulgaris zugelassen ist, obwohl damit natürlich pilzliche und bakterielle Infektionen besonders gut behandelt werden könnten.

Zum Dibenzoylperoxid liegen mittlerweile viele Behandlungsberichte vor, die im zweiten Teil noch im Detail beschrieben werden.

Magnesiumperoxid

Besonders viele Zuschriften betrafen die innerliche Anwendung sehr geringer Mengen an Wasserstoffperoxid, das über den Magen zugeführt wird. Zentral waren dabei die bereits erörterten Fragen zu den Stabilisatoren der verschiedenen Präparate, aber auch solche zu möglichen Wirkungsmechanismen.

Über die generelle Wirksamkeit der oralen Aufnahme minimaler Dosen an Peroxid kann kein Zweifel bestehen, denn solche Anwendungen werden schon seit Jahrzehnten beschrieben – sowohl in der alternativen wissenschaftlichen Literatur der USA als auch in der Sowjetunion, wo es sogar im Rahmen des Raumfahrtprogramms zum Einsatz kam. Allerdings drängt sich die Frage auf: Wie ist der Wirkungsmechanismus?

Das lässt sich heute noch nicht endgültig beantworten. Da das Peroxid schon im Magen in Wasser und aktiven Sauerstoff gespalten wird, Letzterer aber nur in Spuren entsteht, kann dieser auf keinen Fall genügend Substanz liefern, um die Sauerstoffaufnahme des Körpers zu verbessern. Als alternativer Wirkmechanismus wäre vorstellbar, dass die Spuren des Wasserstoffperoxids oder der entstehende, zuerst sehr reaktive atomare Sauerstoff biochemische Signale im Magen induzieren, die dann kaskadenartig das Immunsystem oder einen anderen Mechanismus innerhalb der ungeheuer komplexen Biochemie stimulieren. Im vorherigen Buch habe ich dargestellt, dass in neuerer Zeit immer mehr Entdeckungen zur biochemischen Wirkung des Wasserstoffperoxids im Körper gemacht wurden – ich halte es daher für angeraten, auch die Wirkung der kleinen Mengen Peroxid im Magen zu untersuchen.

Was die Aufnahme selbst dieser kleinen Mengen problematisch macht, ist die Tatsache, dass die meisten Menschen längerfristig eine starke Abneigung gegenüber dem Geschmack entwickeln. Hier gibt es jedoch eine vollwertige Alternative, die sogar über Jahrzehnte in Ost und West als wirksames Arzneimittel angewendet wurde: das Magnesiumperoxid. Bei dieser Substanz handelt es sich um das Salz des Wasserstoffperoxids, das entsteht, wenn man das H_2O_2 einer Suspension des völlig ungiftigen Magnesiumoxids hinzugibt. Das Magnesiumperoxid ist geschmacklos und in Wasser unlöslich, weshalb sich beim Verrühren eine Suspension bildet und kein weiterer Stabilisator benötigt wird. Ein weiterer Vorteil ist, dass Magnesium ohnehin als Zentral-Ion vieler Körperenzyme fungiert. Auch im pflanzlichen Chlorophyll ist es zentral gebunden und so für das gesamte Leben auf der Erde essenziell.

Da Wasserstoffperoxid eine sehr schwache Säure ist, wird sie sofort durch stärkere Säuren aus ihren Salzen verdrängt – und genau das geschieht auch im Magen: Durch die dort gebildete Salzsäure entstehen aus dem Magnesiumperoxid sofort und im „status nascendi" das Wasserstoffperoxid sowie das lösliche Magnesiumchlorid. Durch diesen speziellen Mechanismus könnte die Substanz durchaus noch wirksamer sein als das normal applizierte Peroxid.

Noch heute ist das Magnesiumperoxid als reines, feinkörniges Salz im Handel erhältlich und wird unter Namen wie Colosan, Ozovit, Oxypowder oder Homozon vertrieben. Es ist eine Domäne der Heilpraktiker und wird in höheren Dosen von zwei bis sechs Gramm pro Tag vor allem gegen Blähungen und Verstopfung eingesetzt. Die Apothekenpräparate sind günstig und ohne Rezept erhältlich; bei Verwendung eines Messbechers kann man sich das Abwiegen ersparen.

Rätselhaft erscheint allerdings, dass bereits die beschriebenen Mengen abführend wirken, da andere Magnesiumsalze in weit höheren Dosierungen als das Peroxid eingenommen werden müssen, um ihren Zweck zu erfüllen. Zudem wirken diese nicht entblähend und schmecken als lösliche Salze furchtbar. Analog zu anderen Abführmitteln wird in den Beipackzetteln der Magnesiumperoxid-Präparate die Anwendung in diesen Dosierungen auf mehrere Wochen limitiert.

Praxistipps

Rühren Sie 0,5 Gramm des festen Magnesiumperoxids in wenig Wasser ein und nehmen Sie davon ein bis zwei Dosen täglich zu sich, um die Wirkung der früheren Handelspräparate zu erzielen. Diese Aufnahmeform ist darüber hinaus eine zuverlässige und vollwertige Alternative zur oralen Aufnahme verdünnten Wasserstoffperoxids, dessen unzuträglicher Geschmack viele Anwender abschreckt.

Die früheren Präparate aus der BRD (Novozon oder Magnesiumperhydrol) oder der DDR (Magnesiumperhydrat oder Magnesium peroxydatum) enthielten mit Tagesdosen von 0,5 bis 1,0 Gramm weit weniger Wirkstoff und entsprachen damit in etwa den Mengen an Wasserstoffperoxid, die bei den alternativen Anwendungen der USA eingesetzt wurden. Hier wurde auch keine zeitliche Limitierung angegeben, da diese niedrigen Dosen nicht abführend wirkten.

Besonders interessant bei diesen frühen Präparaten ist, dass als Indikation sowohl Magenbeschwerden als auch Mattigkeit angegeben wurden. Letztere nämlich könnte zwar durch die Beeinflussung von Magenproblemen behoben werden, tritt aber auch bei Herz-Kreislauf-Erkrankungen auf – und für diese werden heute kleine Peroxidmengen als alternative Therapie propagiert.

Artemisinin

Sehr viel Interesse haben auch die Ausführungen über das organische Peroxid Artemisinin erregt, das im Gegensatz zum rein synthetischen Dibenzoylperoxid im Einjährigen Beifuß (Artemisia annua L.) in der Natur vorkommt. Wie wichtig das Artemisinin geworden ist, zeigt nicht nur die Tatsache, dass es seit 2005 auf der „Liste der unentbehrlichen Arzneimittel" der WHO steht, sondern auch, dass die Chinesin Tu Youyou 2015 den Nobelpreis für Physiologie oder Medizin für die Entdeckung des Stoffes erhielt, den sie 1972 aus dem Einjährigen Beifuß isoliert hatte. Diese Zeitspanne ist für einen Nobelpreis sehr kurz und beweist die Aktualität des wertvollen Wirkstoffes, der sich in den letzten Jahrzehnten zum wichtigsten Malariamittel entwickelt hat. Hier möchte ich allerdings auf die Fragen eingehen, die zu seinen vielfältigen anderen Einsatzgebieten aufkamen, vor allem hinsichtlich seiner wachstumshemmenden Wirkung auf verschiedene Krebszellen. Wie ich bereits im ersten Werk summarisch dargelegt habe, liegt hier ein Peroxid vor, das wie andere weniger bekannte peroxidische Verbindungen – etwa das in Frankreich untersuchte, rein synthetische HMTD – bei oraler Aufnahme verschiedene schnell wachsende Krebsarten hemmen kann.

Was seine Anwendung in der Schulmedizin betrifft, muss zunächst festgestellt werden, dass Kliniker natürlich nur ungern von ihren Therapierichtlinien abweichen und jahrelange Anwendungen infrage stellen. Dennoch weiß jeder, dass die herkömmlichen Therapien bei vielen Krebsarten nicht optimal sind – nicht ohne Grund werden jetzt immer mehr neue „Biologika" erforscht und sehr teuer in den Handel gebracht. Ähnliche Entwicklungen sind nicht nur bei Krebs, sondern auch bei multipler Sklerose und Rheuma zu beobachten. Zwar besteht bei der Anwendung dieser Biologika grundsätzlich Hoffnung, doch kam es genauso zu einigen Enttäuschungen. Der Therapieansatz resultiert aus der Erkenntnis, dass die verschiedenen Krebsarten Unterschiede aufweisen, weshalb man versucht, Patienten biochemisch zu differenzieren und maßgeschneidert die krankhaften Prozesse zu beeinflussen. Dennoch stimmen die Stoffwechselvorgänge beim Krebs zumindest dahingehend überein, das letztlich ungehemmtes Wachstum auftritt – und natürlich stammen die sogenannten Biologika aus biochemischen Synthesen, sind also keine reinen Naturprodukte.

Ganz anders verhält es sich mit dem natürlichen Artemisinin, das bereits vielfach eingesetzt wurde und pharmakologisch wie toxikologisch bestens erforscht ist. Zwar lässt sich nachvollziehen, dass es im Rahmen von Krebsbehandlungen bisher meist nur als Zusatzmittel eingesetzt wurde, es gibt aber auch eindrucksvolle Berichte über dessen Verwendung als Haupttherapeutikum, weil nämlich andere Mittel nicht bekannt sind. So wurde beispielsweise das schwarze Melanom im Auge erfolgreich bekämpft. Dieser bösartige Hautkrebs bildet unberechenbar und meist schon sehr zeitig im Körper Metastasen – und das allein sollte Grund genug sein, das Artemisinin bei der Therapie in jedem Fall mit anzuwenden.

Aber man weiß ja, wie zäh die Entwicklung verläuft, wenn es darum geht, Innovationen in die Therapie einzuführen. Im ersten Buch habe ich genug Beispiele aufgezählt, die zeigen, durch welche Höhen und Tiefen die Peroxidtherapie über viele Jahrzehnte gegangen ist. In neuerer Zeit fällt besonders unangenehm auf, dass das Wasserstoffperoxid trotz der eindeutigen Behandlungserfolge – etwa zur Ergänzung der Bestrahlung von Hautkrebs, wo das H_2O_2 vorher auf das Melanom aufgebracht wurde und die Strahlungsdosis im Vergleich zu herkömmlichen Behandlungen reduziert werden konnte – einfach nicht eingesetzt wird, obwohl hier keinerlei gravierende Nebenwirkungen auftreten können.

Doch zurück zum Artemisinin. Inzwischen wird es zwar als frei verfügbare Substanz von vielen Händlern angeboten – unter anderem von verschiedenen Naturstoffanbietern, Versandapotheken oder auf Amazon –, doch muss man genau hinschauen: Die meisten Anbieter, vor allem in Deutschland, haben nur mehr oder weniger starke *Konzentrate* der Artemisia-Pflanze im Katalog. Bei diesen Konzentraten ist völlig unbekannt, wie viel Artemisinin tatsächlich enthalten ist, da auch die Pflanzen unterschiedliche Konzentrationen des Wirkstoffes enthalten. Lesen Sie also aufmerksam die Zusatztexte der Angebote und achten Sie auf den tatsächlichen Wirkstoffgehalt.

Praxistipp

Wollen Sie Artemisinin in den empfohlenen Tagesdosierungen von 400 bis 1.000 Milligramm pro Tag zu sich nehmen, kann das nur mit Präparaten erreicht werden, die reines *Artemisinin* enthalten. Wenn beispielsweise 200 Milligramm Extrakt angegeben werden, sagt das über den tatsächlichen Wirkstoffgehalt nichts aus!

Teil 2

Heilerfolge durch Wasserstoffperoxid und dessen Abkömmlinge

Dermatologische Anwendungen

Der Einsatz der Peroxide in der Dermatologie ist die klassische Domäne des wässrigen Wasserstoffperoxids, das in diesem Bereich schon seit mehr als 130 Jahren erfolgreich angewendet wird. Heute hat sich das Einsatzspektrum sogar noch vergrößert, auch durch die zunehmende Verwendung neuer Stoffe und Mischungen. Hier ist vor allem die Leipziger Arbeitsgruppe um F. Hauschild und R. Ludewig vor 50 Jahren zu nennen, die sowohl flüssige Präparate in hoher Konzentration als auch Puder mit großem Erfolg verwendeten. Von dieser Arbeitsgruppe wurden mit modernen Methoden sowohl der Zerfall des Wasserstoffperoxids in der Haut als auch die positiven Folgen der Anwendung dokumentiert.

Insektenstiche

Schon um 1890 herum wurde das Peroxid („Hydrozone“) lokal mit Erfolg bei Wespen- und Hornissenstichen verwendet, es liegen aber auch positive Erfahrungsberichte bei anderen Insektenstichen vor. Diese Behandlungserfolge beruhen sowohl auf der antiallergischen Wirkung des Peroxids, durch die Juckreiz und Schwellung beseitigt werden, als auch auf dessen potenten bakteriziden und viruziden Eigenschaften. So ist es auch bei Zeckenstichen besonders angebracht, wie eines der folgenden Fallbeispiele zeigt. Da es in alle Bereiche einzugreifen scheint und wahrscheinlich auch an der oxidativen Beseitigung von Toxinen der Insekten und Bakterien beteiligt ist, erscheint diese Anwendung optimal.

Fallbeispiel 1: Hautflecken nach Waldspaziergang

An einem milden Nachmittag im September kehrte ein 58-jähriger Mann von einem Waldspaziergang zurück, bei dem er teilweise auch im Unterholz mit hohen Gräsern unterwegs gewesen war. Weder hatte er dabei einen plötzlich auftretenden Schmerz noch ein Brennen festgestellt. Zu seinem großen Erstaunen traten aber noch am gleichen Abend Hautsymptome am linken Unterarm auf, die ihm völlig unbekannt waren: Dort entstanden zwei Zonen von je etwa fünf Zentimeter Länge und drei Zentimeter Breite, die sich mit einer scharfen Trennlinie unmittelbar berührten. Die obere Fläche war rot, die andere ähnelte einem „blauen Fleck“ (Hämatom) – sonst gab es keinerlei andere Symptome.

Eine ärztliche Konsultation in den nächsten Tagen warf weitere Fragen auf, denn obwohl keine exakte Diagnose gestellt und nur eine durch Insekten verursachte Infektion vermutet werden konnte, wurde der Einsatz von Antibiotika erwogen.

Nach mehreren Tagen mit unverändertem Hautbild (ohne weitere Beschwerden) applizierte der Mann eine 10%ige Wasserstoffperoxidlösung mit Watte, um jeden potenziellen Erreger zu bekämpfen – auch aus der Befürchtung heraus, dass diese einen Weg in die Tiefe finden könnten. Schnell fand er heraus, dass eine Applikation früh am Tag optimal ist, da nach dem Trocknen das obligate Kribbeln auftrat, das gegen Mittag aufhörte. Antibiotika wurden nicht eingesetzt.

Innerhalb einer Woche wurde der blaue Fleck zunächst gelblich und konnte bald nicht mehr gesehen werden. Die rote Hautfläche wurde langsamer beeinflusst. Hier konnte eine langsame Aufhellung beobachtet werden, bis nach etwa 14 Tagen nichts mehr zu sehen war. Sicherheitshalber trug der Mann das Peroxid noch eine Woche auf die gesamte ehemalige Stelle und etwa je zwei Zentimeter darüber hinaus auf. In einem Beobachtungszeitraum von fünf Jahren nach dem Vorfall traten an der Stelle keine Veränderungen mehr auf.

Nachbemerkung zu diesem Fallbeispiel: Biochemisch lässt sich das Verschwinden des Hämatoms dadurch erklären, dass die Flecke eisenhaltige Abbauprodukte des Blutes darstellen, die vom Sauerstoff beschleunigt zersetzt und dann abtransportiert werden. Auch andere blaue Flecke nach Stößen verschwinden generell durch Peroxidanwendung schneller als sonst, wie später in einem anderen Fall nachgewiesen werden konnte.

Fallbeispiel 2: Zeckenbiss

Eine 35-jährige Frau mit Haus am Wald wurde chronisch von Zecken befallen, die sie meist nach Gartenarbeiten entdeckte. Mehrmals hatte sich auch ein roter Hof um die Stichstelle gebildet, wobei Antibiotika glücklicherweise diese Borreliose bekämpfen konnten, nachdem sie frühzeitig eingesetzt wurden.

Die Frau ging dann zu der Praxis über, sofort nach dem sachkundigen Entfernen der Zecke auf diese Stelle das 3%ige unverdünnte Peroxid aus der Apotheke mit Watte aufzutragen. Dabei benässte sie eine größere Fläche um den Stich und ließ diese trocknen; diese Prozedur wiederholte sie meist zweimal täglich über den Zeitraum einer Woche.

Der Juckreiz wurde sofort gestoppt, außerdem kam es nie wieder zu den roten Umgebungen, die früher häufiger aufgetreten waren. Nach diesen Erfolgen übernahmen Bekannte der Frau sofort die Behandlungsweise.

Fallbeispiel 3: Mückenstiche

Ein Ehepaar in mittleren Jahren mit zwei Kindern im Alter von zehn und zwölf wohnt um Potsdam an einem der vielen Seen der Havel, wo die Anwohner häufig von Mücken geplagt werden. Besonders die Frau und die zwölfjährige Tochter werden sehr häufig gestochen, wobei langes Jucken, dicke Quaddeln und mitunter Sekundärinfektionen mit Verdickung den Alltag in manchen Monaten stark belasten. Die Familie probierte verschiedene antiallergene und andere Mittel zur Behandlung aus, die sich jedoch als völlig unbefriedigend herausstellten; auch waren manchmal Antibiotika nötig, um die Sekundärinfektionen zu bekämpfen.

Durch den Einsatz des unverdünnten 3%igen Peroxids wendete sich alles zum Besseren: Der Juckreiz verschwand nach dem Auftragen plötzlich, Verdickungen mit Sekundärinfektionen traten nicht mehr auf. Zwar wurde bei der Anwendung die nachteilige Eigenschaft des Peroxids bemerkt, Textilien zu bleichen, doch kam man dem schnell bei, indem strikt darauf geachtet wurde, dass die Lösung nach dem Auftragen mit Watte völlig eingetrocknet war.

Die beeindruckenden Erfolge führten schnell dazu, dass die anderen Bewohner der Siedlung die sehr einfache und effektive Anwendung ebenfalls in ihren Alltag aufnahmen.

Fallbeispiel 4: Stechfliegen- bzw. Bremsenbisse

Die 3%ige Peroxidlösung bewährt sich auch bei den Stichen weiterer Insekten, wie das folgende Beispiel illustriert: Ein Mann in mittleren Jahren machte unliebsame Erfahrungen mit Stechfliegen (Bremsen), die sehr schmerzhafte und juckende Stiche bewirken, welche sich oft durch Bakterien entzünden. Oft werden dann innerlich Antibiotika gegeben, die meist nur langsam wirken.

Der Mann bemerkte, während er im Unterholz unterwegs war, einen starken Schmerz am Bein und konnte nach der Flucht aus dem Wald zusehen, wie sich die Rötung verstärkte und die Umgebung anschwoll. Am gleichen Tag trug er auf die Stelle reichlich Peroxid aus der Apotheke auf. Danach applizierte er nach dem entsprechenden Trocknen die Lösung erneut mehrmals täglich. Schlagartig wurde das Brennen und Jucken schwächer – und innerhalb von drei weiteren Tagen mit je drei Applikationen war die Stelle

abgeschwollen, der Juckreiz verschwunden und die Infektion offensichtlich beendet.

Jahre zuvor musste bei ihm bei einem ähnlichen Bremsenstich Penicillin innerlich angewendet werden, doch hatten selbst zusätzlich lokal applizierte Antiallergika weder gegen den Juckreiz noch gegen die Schwellung gewirkt. (Vermutlich waren Letztere bei der Infektion sogar kontraindiziert.) Erst nach einer Woche war bei der herkömmlichen Behandlung eine Besserung zu verzeichnen.

Fallbeispiel 5: Bienenstich

Ein 70-jähriger Mann kam in seinem Garten einer Biene zu nahe und wurde gestochen. Er verspürte den Stich wie einen kurzen Schlag und zog schnell den Stachel heraus. Die Stelle schmerzte weiter und schwoll an. Da er mein Buch gelesen hatte, applizierte er nach kurzer Zeit mehrmals am Tag reichlich 3%iges Peroxid, das umgehend wirkte und seitdem zu seiner Hausapotheke gehört.

Hautinfektionen durch Herpes-Viren

Vireninfektionen der Haut treten oft als Herpes-simplex-Infektionen auf. Auch Warzen, die später in einem eigenen Abschnitt behandelt werden, sind meist virenbedingt. Bei Herpes simplex dominieren zahlenmäßig die Lippeninfektionen, bei denen die Haut sich spannt, rötet und charakteristische Bläschen bildet, deren Inhalt infektiös ist. Das Problem ist, dass die Viren im Körper lebenslang „ruhen“ und sich durch Stress, aber auch durch intensives Sonnenlicht als Hauterscheinung manifestieren.

Verschiedene Therapieformen wie antivirale Salben, die sehr früh aufgetragen werden müssen, sollen die Hauterscheinungen mildern und den

Verlauf verkürzen. Im besten Fall inaktivieren diese Stoffe die Viren aber nur, sodass sie sich nicht mehr vermehren – eine Abtötung erfolgt nicht. Auch gibt es diverse volksmedizinische Versuche, die Blasen eintrocknen zu lassen, etwa mit Zahnpasta. Die berichteten Erfolge dürften zwar auf die zum Teil darin enthaltenen Peroxide zurückzuführen sein, doch trocknen die beigefügten Salze die Bläschen zu sehr aus, sodass die Heilung durch ein erneutes Aufreißen der Haut verzögert wird.

Mit den im ersten Buchteil beschriebenen Peroxiden wurden inzwischen bei Herpesinfektionen hervorragende Resultate erzielt, wie die folgenden Beispiele beweisen.

Fallbeispiel 1: Harnstoffperhydrat in Glycerin

Eine 39-jährige Frau litt unter wiederkehrenden Bläschen der Oberlippe durch Herpes simplex und hatte über die Jahre diverse Hausmittel sowie Virostatika als Creme aus der Apotheke mit mäßigem Erfolg angewendet.

Erst mit dem Harnstoffperhydrat in wasserfreiem Glycerin (4%ige Lösung) traten bedeutende Erfolge auf. Diese Lösung wurde bei den ersten Anwendungen sofort durch das enthaltene Glycerin als angenehm empfunden. Darüber hinaus blieb sie haften und war lange wirksam, da sie nicht verdunstete. Schon am zweiten Tag war das Brennen und Spannen abgeklungen und die Bläschen wurden schnell kleiner; nach fünf Tagen war die Lippe abgeschwollen. Die Frau setzte die Anwendung noch weitere drei Tage fort.

Nachbemerkung zu diesem Fallbeispiel: Offensichtlich hat das wasserfreie Glycerin zusätzlich zum Heilerfolg beigetragen, indem es den Bläschen osmotisch Wasser entzog.

Fallbeispiel 2: Wasserstoffperoxidlösung

Eine 34-jährige Frau hatte eine schon mehrjährige Krankheitsgeschichte mit oft auftretenden Infektionen an der Oberlippe hinter sich. Die Herpesinfektionen traten typischerweise nach Stress wie Ekelgefühl oder zu intensiver Sonnenbestrahlung immer an derselben Stelle auf. Virostatika ließen bei frühzeitiger Anwendung die Symptome oft milder auftreten, wirkten aber nicht in jedem Fall.

Schließlich verwendete sie nur noch die einfache 3%ige Wasserstoffperoxidlösung: Sie trug diese mit einem Wattestäbchen auf dem kleinen Bereich auf und wiederholte den Vorgang mehrmals, nachdem die Lösung verdunstet war. Bei jedem Auftragen verspürte sie ein leichtes Kribbeln, das sie aber die Behandlung nicht abbrechen ließ. Wenn sie das H_2O_2 früh genug auftrug, konnte sie sogar die Entwicklung der Bläschen behindern, die klein blieben oder gar nicht erst entstanden – nach mehreren Tagen waren die Symptome verschwunden.

Zusätzlich trug sie nachts eine leichte Pflegecreme mit 5 % Harnstoff auf, die als wohltuend erfahren wurde.

Fallbeispiel 3: Harnstoffperhydrat in Isopropanol

Ein 41-jähriger Mann konnte ebenfalls auf eine mehrjährige Krankheitsphase mit Herpes simplex auf der Oberlippe zurückblicken, der bei Stresssymptomen regelmäßig wiederkehrte. Die herkömmlichen Virostatika wirkten kaum, allerdings etwas besser als eine im Handel erhältliche Zahnpasta.

Er versuchte es dann mit der Anwendung des Harnstoffperhydrats in wasserfreiem Isopropanol (4%ige Lösung) und erzielte beeindruckende Erfolge. Schon bei den ersten lokalen Symptomen trug er die Lösung dünn mit dem Wattestäbchen auf und wiederholte die Anwendung noch zweimal am selben Tag, nachdem die Lösung verdunstet war. Jedes Mal verspürte er ein eher unangenehmes Kribbeln beim Auftragen, das sicher vom Lösungsmittel und von der schnellen Wirkung des Peroxids herrührte – es ging aber rasch vorbei und ließ ihn die Eigenbehandlung nicht abbrechen.

Durch das Verfahren konnte die Entwicklung der Bläschen meist verhindert werden, jedenfalls waren die Symptome nach wenigen Tagen völlig verschwunden.

Fallbeispiel 4: Dibenzoylperoxid

Hier wird erstmalig auch über einen Fall berichtet, bei dem ein Handelspräparat mit 10 % Dibenzoylperoxid effektiv gegen Herpes simplex an der Lippe wirkte. Da im Beipackzettel des Präparats zu lesen war, dass es nicht die Schleimhäute berühren soll, verwendete ein Mann in mittleren Jahren ein Wattestäbchen, mit dem er punktförmig den kleinen Bereich betupfte. Danach ließ er das Präparat abtrocknen und wusch es nach einiger Zeit mit Wasser ab. Wenn er es bei den ersten Symptomen applizierte, konnte er verhindern, dass die Bläschen zur vollen Größe heranreiften und sehr bald eintrockneten. Auch diese Behandlung war weit effektiver als die mit üblichen Präparaten wie Virostatika.

Die geschilderten Beispiele zeigen, dass Peroxide in verschiedenen Präparaten effektiv den Lippenherpes bekämpfen können. Darüber hinaus wurde schon 1890 beschrieben, dass auch Herpes zoster sowie Windpocken effektiv mit Peroxiden behandelt werden können. Bei den meist im Kindesalter auftretenden Windpocken handelt es sich um eine Manifestation des Varicella-Zoster-Virus (VZV). Es kann später erneut aktiviert werden und die Gürtelrose bilden, die sich als stark juckende, eher verwaschen wirkende Hauterscheinung äußert. Sie kann noch lange als nachträgliche starke Schmerzen (Neuralgie) in Erinnerung bleiben. Im folgenden Erfahrungsbericht wird eine neuzeitliche Behandlung des Herpes zoster vorgestellt.

Fallbeispiel 5: Wasserstoffperoxid bei Gürtelrose

Ein Mann von 51 Jahren hatte in der Kindheit in unbekanntem Alter die Windpocken. Eines Tages bekam er an der Hüfte eine stark juckende Stelle, an der sich eine schwachrote Hautverfärbung ohne definierte Begrenzung zu bilden begann – die ärztliche Diagnose lautete schnell auf Gürtelrose.

Daraufhin trug er auf die betroffene Stelle zweimal täglich mit Watte eine handelsübliche 10%ige Wasserstoffperoxidlösung auf. Das kurze Kribbeln konnte er klar vom Juckreiz der Gürtelrose unterscheiden, der am dritten Tag der Behandlung schon fast gänzlich verschwunden war. Insgesamt behandelte er die Stelle eine Woche lang; nach dieser waren die Symptome bereits nicht mehr zu sehen. Auch eine Neuralgie trat später nicht mehr auf.

Alle hier behandelten Anwendungsberichte zeigen, dass den Peroxiden eine große Zukunft bei der Behandlung lokaler viraler Infektionen bevorsteht – wenn sie denn entsprechend zum Einsatz kommen.

Sonnenbrand und andere Verbrennungen

Schon um 1890 wurde das Wasserstoffperoxid bei Verbrennungen angewendet, und bereits 1905 legte der Entdecker der therapeutischen Wirkung des Dibenzoylperoxids A. S. Loewenhart (1878–1929) dar, dass auch diese neue Substanz solche Hautirritationen positiv beeinflusst. Um 1930 kamen dann Publikationen hinzu, die von ähnlich erfolgreichen Anwendungen mit dem Salz Zinkperoxid berichteten.

Die Peroxide können die Heilungen bei Verbrennungen durch mehrere Mechanismen positiv beeinflussen:

- Bei der wässrigen Wasserstoffperoxidlösung und beim Zinkperoxid wird die Wundheilung durch den Eintrag von Sauerstoff gefördert, während beim Dibenzoylperoxid andere, noch unbekannte Mechanismen zum Tragen kommen müssen, da dort kein freier Sauerstoff auftritt.
- Die Heilung wird ebenfalls stark gefördert, indem Entzündungsstoffe oxidativ unschädlich gemacht werden.
- Bei stärkeren Verbrennungen besteht immer die Gefahr einer Sekundärinfektion mit verschiedenen Erregern. Diese werden durch die Peroxide effektiv gehemmt, was diese Gefahr wesentlich reduziert.

Die hier vorgestellten Beispiele beschreiben zwar minder schwere Fälle, die im Alltag von Laien effektiv behandelt werden konnten, doch sollten die Peroxide erneut auch bei ernsteren Fällen von medizinischem Fachpersonal angewendet werden, da laut früheren Publikationen bei schweren Verbrennungen große Erfolge verzeichnet werden konnten.

Fallbeispiel 1: Allgemeine Sonnenbrandneigung

Ein Paar fährt häufig in den Süden, wo beide Partner regelmäßig zum Sonnenbrand neigen, selbst wenn sie sich gar nicht ausgeprägt der Sonne aussetzen. Mittlerweile hat sich bei ihnen eine nur 1%ige Wasserstoffperoxidlösung etabliert, die beim ersten Auftreten der Erwärmung und Rötung aufgetragen wird. Sofort kühlt in diesen Fällen die Haut merklich ab und die Verfärbung geht sehr schnell wieder zurück. Die einfache Lösung wirkt laut Angaben des Paares weit besser als diverse Produkte aus der Apotheke wie Panthenol oder steroidhaltige Cremes.

Fallbeispiel 2: Starker Sonnenbrand

Ein 44-jähriger Mann hatte das Wasserstoffperoxid bereits in seine Hausapotheke aufgenommen. Eines Tages schlief er im Garten ein und wachte mit einem heftigen Sonnenbrand wieder auf. Sofort besprühte er die betroffenen Bereiche mehrmals mit 3%igem Wasserstoffperoxid – durch diese Applikation brauchten die sensiblen Bereiche nicht einmal berührt werden. Der Erfolg wurde sehr schnell fühl- und sichtbar: Das Brennen nahm genauso rasch ab wie die Rötung und Wärme, auch Komplikationen konnte er nicht feststellen.

Fallbeispiel 3: Verbrennung an der Herdplatte

Eine Frau in mittleren Jahren berührte versehentlich eine heiße Herdplatte. Sofort kam es zu einer ernsten Verbrennung, die als Erste Hilfe gleich mit Leitungswasser behandelt wurde. Trotzdem war die Oberhaut über eine Fläche von etwa drei Zentimetern Durchmesser zerstört. Da sie eine Anhängerin alternativer Therapien ist, nahm sie sich vor, erst dann zum Arzt zu gehen, wenn ihre eigenen Versuche mit 3%igem Peroxid versagen sollten. Bis dahin hatte sie das Peroxid zwar schon mit Erfolg bei Mückenstichen angewendet, aber noch nicht bei Verbrennungen.

Nachdem sie die Brandwunde mehrmals am Tag mit 3%igem Peroxid besprüht hatte, nahm das Brennen rasch ab, später reduzierte sich auch der Juckreiz. Nach 14 Tagen war die Wunde geschlossen, ohne dass irgendwelche Komplikationen aufgetreten waren.

Bakterielle Infektionen

Bakterielle Infektionen der Haut sind weitverbreitet und werden allgemein Pyodermien genannt. Sie werden in den meisten Fällen von den „Eiterbakterien" der einzelnen Arten der Staphylokokken und der Streptokokken verursacht. Genauso kann der bekannte Staphylococcus aureus in der multiresistenten Form (MRSA) die Haut befallen. Die Infektionen zeigen sich unter Rötung, starkem Juckreiz bis Brennen und in unterschiedlichen Eiterbläschen mit Schwellungen. Auch gramnegative Bakterien, die besonders schlecht von vielen Antibiotika beeinflusst werden können, werden zunehmend in Pyodermien beobachtet. Deshalb werden heute schon Befürchtungen geäußert, dass durch die zunehmenden Resistenzen gegen Antibiotika selbst banale Hautinfektionen nicht mehr behandelt werden können. Das zeigt auch, wie einseitig heute Hautinfektionen behandelt werden – nämlich meist mit Antibiotika. Bei kleineren Oberflächenpyodermien wird oft die Fusidinsäure lokal in Cremes angewendet, doch selbst gegen diese Säure sind Resistenzen verbreitet. Darüber hinaus werden verschiedene Desinfektionsmittel probiert, die aber keine Tiefenwirkung zeigen. Alle Pyodermien sind jedoch für die Betroffenen belastend und müssen daher behandelt werden.

Schon bei den oberflächlichen Pyodermien kann die Infektion bis in tiefere Hautschichten reichen. Ein sehr verbreitetes Krankheitsbild stellt hier die bakterielle Follikulitis dar, bei der die Bakterien den Haarbalg befallen und die kleinen Eiterbläschen die einzelnen Haare umschließen, die allerdings nach Abheilung normal weiterwachsen. Schließlich gibt es noch die tiefen Pyodermien wie Furunkel und Karbunkel, die oft eine Domäne der Chirurgie sind und mit innerlich angewandten Antibiotika behandelt werden.

Im ersten Buch habe ich bereits einen klassischen Fall benannt, bei dem nach der chirurgischen Eröffnung eines Karbunkels erfolgreich mit Wasserstoffperoxid behandelt wurde. Auch im Beipackzettel des Elawox-Hautpuders (siehe Anhang) sind die Pyodermien ausdrücklich erwähnt; dort wird zudem hervorgehoben, dass der Puder besonders gegen Anaerobier wirksam ist. Da die Forschungsliteratur hier eindeutig ist und das Wasserstoffperoxid in seinen verschiedenen Anwendungen keine Resistenzen verursacht, sollte es endlich (wieder) das Mittel der Wahl als Lokaltherapeutikum bei Pyodermien werden. Wie wirksam und konkurrenzlos die lokale Anwendung bei allen Bakterien ist, zeigen die folgenden Behandlungsbeispiele, die allesamt erfolgreich verliefen und zur raschen Heilung führten.

Fallbeispiel 1: H_2O_2 gegen bakterielle Follikulitis

Ein Mann in mittleren Jahren wurde oft – meist an den Beinen – von der bakteriellen Follikulitis befallen. Zuerst kam es zur Rötung, dann wurden unter Juckreiz schnell Eiterbläschen sichtbar. Die verordnete Lokaltherapie war nie wirksam, nur rein austrocknende Maßnahmen halfen etwas. Meist wurde es dann nötig, innerlich Antibiotika zu verabreichen, die nur langsam wirkten.

Mit der Verwendung von Wasserstoffperoxid änderte sich alles: Schon die 3%ige Lösung aus der Apotheke, die der Mann mehrmals täglich auftrug, bewirkte nach drei Tagen eine zunehmende Abheilung mit Reduktion der Rötung und des Juckreizes. Das Eiterbläschen trocknete ein und war nach acht Tagen abgeheilt.

Als noch wirksamer erwies sich das punktförmige Auftragen der 10%igen Lösung mit einem Wattestäbchen jeweils am Morgen und am Mittag – hier kam es bereits nach drei bis vier Tagen zur vollständigen Abheilung. Die 10%ige Lösung wurde dann bei jeder weiteren Infektion bereits bei den ersten Anzeichen appliziert, wodurch schon die Bildung der Eiterbläschen verhindert werden konnte.

Fallbeispiel 2: Harnstoffperhydrat gegen bakterielle Follikulitis

Ein 45-jähriger Mann bekam relativ oft bakterielle Follikulitis am Rumpf, die durch Juckreiz und Brennen äußerst unangenehm verlief und meist innerlich mit Antibiotika behandelt werden musste. Schließlich begann er, das Harnstoffperhydrat lokal anzuwenden, wobei er eine Mischung von 8 Gramm Perhydrat in 92 Gramm Isopropanol verwendete, was einer Konzentration von 3 % Wasserstoffperoxid und 5 % Harnstoff entspricht.

Nachdem er die Lösung zweimal täglich bei voll ausgebildeter Infektion aufgetupft und verdunsten hatte lassen, konnte er nach drei Tagen einen Rückgang der Symptome beobachten; nach vier Tagen war die Infektion beendet. Daher ging er zu der Praxis über, schon bei Beginn der Rötung die Lösung zu applizieren, was dazu führte, dass sich nie wieder Eiterbläschen bildeten.

Der Betroffene hatte damit zum ersten Mal eine effektive Eigentherapie entdeckt und sein Mittel der Wahl gefunden.

Fallbeispiel 3: Harnstoffperhydrat gegen gramnegative Erreger

Eine Frau in mittleren Jahren musste wegen einer allgemeinen Infektion für längere Zeit einen Penicillinabkömmling nehmen. Die Therapie war erfolgreich, allerdings entwickelte sich auf relativ trockener Haut am rechten Bein auf einer Fläche von etwa fünf Zentimetern Durchmesser eine Pyodermie. Die bakterielle Analyse ergab gramnegative Erreger, deren konkrete Bezeichnung der Patientin nicht mehr in Erinnerung waren. Alle Therapieversuche auf lokaler Ebene blieben genauso erfolglos wie ein weiteres, innerlich angewandtes Antibiotikum.

Hier erwies sich wie so oft die Lösung des Harnstoffperhydrats in Glycerin als geeignetes Mittel, die Infektion schnell und vollständig zu heilen. Dazu verwendete die Frau eine Mischung von 8 Gramm Perhydrat in 92 Gramm

Glycerin, wobei sich das ölige Glycerin aufgrund der trockenen Haut als perfekte Trägersubstanz erwies. Die Lösung wurde einmal pro Tag aufgetragen, und da sie nicht verdunstet, ließ die Frau das Bein danach für drei Stunden unbekleidet.

Vor der ersten Anwendung hatte die Infektion bereits seit sechs Monaten bestanden, doch schon nach drei Tagen ging der Juckreiz merklich zurück – und nach einer Woche war eine deutliche Reduktion der rötlichen Fläche zu beobachten. Die Frau wendete die Lösung auf die beschriebene Art vier Wochen lang an und die Infektion trat nie wieder auf.

Dieser Fall zeigt wieder einmal die klare Überlegenheit der lokalen Therapie mit Peroxiden im Vergleich zu anderen Versuchen, was sich durch die Eindringtiefe, die Vielzahl der gehemmten Erreger und durch fehlende Resistenzen erklären lässt.

Fallbeispiel 4: Dibenzoylperoxid gegen oberflächliche Pyodermie

Eine 46-jährige Frau hatte über einen Zeitraum von sechs Wochen eine oberflächliche Pyodermie am Rumpf, die allen Versuchen zur Lokaltherapie trotzte, sei es mit Fusidinsäure oder anderen Mitteln wie Povidon-Jod. Allerdings wurde keine mikrobielle Untersuchung durchgeführt, sodass auch eine Mischinfektion mit Pilzen vorgelegen haben könnte. Innerliche Antibiotika wurden von der Patientin abgelehnt.

Mit einem 10%igen Handelspräparat des Dibenzoylperoxids begann bereits nach drei Tagen der Heilungsprozess, der Juckreiz wurde schwächer und die Rötung bildete sich zurück. Das Präparat wurde insgesamt drei Wochen lang angewendet, danach war die Infektion vollständig beseitigt und trat nie wieder auf.

Fallbeispiel 5: Dibenzoylperoxid mit Miconazol gegen bakterielle Follikulitis

Ein Mann im mittleren Alter litt ebenfalls unter wiederkehrender bakterieller Follikulitis. Einmal wurden Staphylokokken nachgewiesen und jedes Mal eine innerliche Behandlung durchgeführt, weil lokale Mittel wie Fusidinsäure höchstens schwach wirkten.

Er ging dann dazu über, die Symptome mit Acne plus Creme zu behandeln, die durch ihre Kombination aus 5 % Dibenzoylperoxid und 2 % Miconazol theoretisch vielversprechend war. Tatsächlich war es das erste Mittel, das auf lokaler Ebene gut wirksam war: Bei schon vorhandenen Eiterbläschen war die Infektion nach einer Woche abgeklungen; wenn er die Creme bei den ersten Rötungen auftrug, konnte die Ausbildung der Bläschen sogar vollständig verhindert werden.

Seit dieser Zeit hat er das Mittel immer wieder mit gleichbleibender Wirkung angewendet.

Pilzinfektionen

Ähnlich verbreitet wie die bakteriellen Hautinfektionen sind Infektionen mit pilzlichen Erregern, die fachsprachlich als Mykosen bezeichnet werden. Ein Problem bei diesen Pilzinfektionen ist, dass sie klinisch oft unauffällig verlaufen. Besonders häufig ist der Fußpilz, mit dem etwa 30 bis 70 % (!) der erwachsenen Bevölkerung infiziert sind und der vor allem durch schlecht durchblutete und feuchte Füße begünstigt wird. Hier muss man wissen, dass bei Fußpilz immer beide Füße behandelt werden sollten, auch wenn scheinbar nur einer befallen ist. Weitere klassische und verbreitete Pilzarten, die auf die Hornschicht bei Mensch und Tier spezialisiert sind, gehören der Gattung Trichophyton an. Heftige Infektionen mit diesen Pilzen, die allerdings meist am Körper und nicht an den Füßen auftreten, können beispielsweise auch von Katze und Hund auf den Halter übertragen werden. Innerliche Infektionen – etwa der Mundsoor bei Kindern – sind hingegen meist durch Hefepilze (oft Candida albicans) verursacht. Doch auch diese Pilze können Fußpilz verursachen, genau wie Schimmelpilze aus der Gattung Aspergillus.

Heutzutage sind Hefepilzinfektionen wieder auf dem Vormarsch, da die übermäßige Anwendung von Antibiotika, Cortison und dessen Abkömmlingen sowie intensivmedizinische Maßnahmen erheblich zur äußerlichen und innerlichen Ausbreitung dieser Mykosen beigetragen haben. Als Verbreitungsherde problematisch sind auch Gemeinschaftseinrichtungen wie Saunen oder Bäder, genauso wie Teppichböden (etwa in Hotels) – da infizierte Hautschuppen den Pilz über dermatologische Läsionen übertragen können, sollte man an all diesen Orten nicht mit nackten Füßen herumlaufen.

Ein weiteres Problem bei Pilzinfektionen sind Mischpopulationen mit Bakterien und die Notwendigkeit, recht lange zu therapieren, damit Sporen aus tieferen Hautschichten schließlich nach dem Herauswachsen bekämpft werden können. Nagelpilz etwa erweist sich als besonders hartnäckig, da die Nagelmatrix die Diffundierung von Wirkstoffen sehr erschwert. Hier werden in der Werbung oft Hoffnungen auf eine kurze Behandlung geweckt, die in den meisten Fällen völlig unrealistisch sind.

All diese Ausführungen zeigen, dass ein ideales Therapeutikum fungizid (pilztötend) und nicht nur fungistatisch (pilzhemmend) wirken sollte. Darüber hinaus sollte es bestenfalls die bakterielle Begleitflora abtöten, also bakterizid wirken. Wünschenswert wäre weiterhin eine Förderung der Durchblutung, um die gebildeten Toxine abzutransportieren, die unter anderem Juckreiz erzeugen können.

Mit genau diesen Eigenschaften sind die Peroxide in ihren verschiedenen Formen und Zubereitungen ideale Mittel gegen Mykosen. Schon im Beipackzettel des Elawox-Puders (siehe Anhang) wurde ja dessen besondere Wirkung gegen dermatopathogene Pilze – nämlich Dermatophyten (Trichophyton-Arten), Hefen und Schimmelpilze – erwähnt. Die nun folgenden Beispiele belegen eindrucksvoll, dass auch andere Peroxidpräparate effektiv gegen Pilzinfektionen vorgehen.

Fallbeispiel 1: H_2O_2-Lösung bei Fußpilz

Ein Mann im mittleren Alter litt schon etwa acht Monate an einer sichtbaren Pilzinfektion des linken Fußes. Die Rötung und der Juckreiz hatten wie üblich zwischen den Zehen begonnen. Bei der Eigentherapie hatte er mal dieses oder jenes frei erhältliche Mittel aus der Apotheke ausprobiert – allerdings nur gelegentlich und so lange, bis die Symptome teilweise verschwanden. Es erfolgte auch nie eine ärztliche Bestimmung der Pilzarten und möglicher Bakterien.

Schließlich trug er regelmäßig eine 5%ige Lösung des Wasserstoffperoxids auf, die er sich herstellte, indem er die handelsübliche 10%ige Lösung eins zu eins verdünnte. Er tupfte die Lösung mit Watte auf, wartete, bis sie eintrocknete, und wiederholte die Prozedur dreimal täglich. Dazu wusch er seine Baumwollstrümpfe ab jetzt bei hohen Temperaturen und wechselte sie häufiger.

Juckreiz und Rötung verschwanden sehr schnell, und die Behandlung, die er über insgesamt vier Wochen durchführte, war von dauerhaftem Erfolg gekrönt.

Fallbeispiel 2: Pilzinfektion an der Hand

Eine Frau von 70 Jahren hatte über Jahre eine gelegentlich auftretende Pilzinfektion an der rechten Hand. Da ein trockener Hauttyp vorlag, war als dermatologische Grundlage eine wässrige Lösung schlecht möglich –

eine Richtlinie in der Dermatologie besagt, dass neben dem Wirkstoff auch dessen Grundlage optimal für die Hautstruktur gestaltet sein muss.

Daher entschied sie sich für die 4%ige Lösung des Harnstoffperhydrats in Glycerin. Sie verteilte diese einmal pro Tag auf beide Hände, wobei sie stets darauf achtete, eine Zeit zu wählen, in der ihre Hände nach der Anwendung zur Ruhe kommen konnten.

Der Hautzustand verbesserte sich schnell, auch die Trockenheit wurde durch das Glycerin und den Harnstoff gut beeinflusst. Nach vier Wochen war die Infektion vorüber und trat nie wieder auf. Die Frau behielt dennoch die tägliche Behandlung bei, um ihren Hautzustand zu verbessern.

Fallbeispiel 3: Präparatkombination bei Fußpilz

Eine 37-jährige Frau litt schon etwa ein Jahr an Fußpilz, der eher unauffällig beide Füße befallen hatte. Ihre Behandlungsversuche umfassten Präparate mit Clotrimazol und weitere Stoffe, die heute als besonders wirksame Präparate mit neuem Strukturtyp beworben werden. Zwar gab es in jedem Fall Verbesserungen, doch führte dies nicht zur Dauerheilung.

Schließlich wendete sie morgens und mittags die 3%ige Wasserstoffperoxidlösung an; zur Nacht trug sie die Acne plus Creme auf. Nach einer Woche waren keine Symptome mehr zu sehen und der Juckreiz war völlig verschwunden – trotzdem behandelte sie beide Füße noch weitere drei Wochen. In einem Beobachtungszeitraum von etwa einem Jahr nach der Anwendung war die Infektion nie wieder aufgetreten.

Nachbemerkung zu diesem Fallbeispiel: Der therapeutische Durchbruch kam hier sicher durch die Kombination aus wässriger Peroxidlösung und dem in der Salbe enthaltenen Gemisch aus Dibenzoylperoxid und Miconazol – einem nahen Verwandten des Clotrimazol, das die Frau schon vorher mit mäßigem Erfolg angewendet hatte. Es ist auch möglich, dass neben dem Pilz noch gramnegative Bakterien vorkamen, die von den Imidazolen kaum, von den Peroxiden jedoch sehr gut gehemmt werden.

Fallbeispiel 4: Präparatkombination bei Fußpilz

Ein Mann hatte im Alter von 53 Jahren schon eine mehr als 5-jährige Krankheitsphase mit Fußpilz (rechter Fuß) hinter sich, immer gekennzeichnet durch gelegentliche Therapieversuche mit handelsüblichen Präparaten. Es wurde besser und dann wieder schlechter, ohne dass es je längere Phasen ohne Symptome gab.

Er setzte dann jegliche Handelsprodukte ab und trug dreimal täglich die 3%ige wässrige Lösung auf, während er nachts ein 10%iges Dibenzoylperoxid-Gel verwendete.

Schnell stellte sich Besserung ein und nach etwa fünf Wochen konnte er die Behandlung beenden. Nach zwei Jahren Beobachtungszeit trat bis heute keinerlei Infektion mehr auf.

Fallbeispiel 5: Präparatkombination bei Fuß- und Nagelpilz

Eine Frau in mittleren Jahren litt seit mehreren Jahren unter Fußpilz am linken Bein. Daneben war noch ein Fußnagel infiziert, was sich an einer gelb-bräunlichen Verfärbung mit einer gewissen Sprödigkeit zeigte. Wie schon erwähnt, sind Nagelpilze besonders widerstandsfähig, was normalerweise eine lange Therapie erfordert.

Die Frau begann nun, dreimal pro Tag eine 3%ige wässrige Lösung des Wasserstoffperoxids auf die betroffenen Stellen am Fuß aufzutragen. Den Nagel behandelte sie mittels Wattetupfer einmal täglich mit einer 8%igen Lösung von Harnstoffperhydrat in Isopropanol, da diese besser einzieht. Zur

Nacht rieb sie den Fuß und betroffenen Nagel zusätzlich mit einem 5%igen Dibenzoylperoxid-Hydrogel ein.

Die Heilung machte schnelle Fortschritte, auch weil die Isopropanol-Lösung die befallenen Bereiche spröde werden und das Mittel besser zu den Erregern durchdringen ließ. Nach sechs Wochen waren die Hautsymptome vollständig abgeklungen. Der Nagel wurde zwischendurch vorsichtig abgefeilt und wuchs durch die Behandlung langsam gesund aus dem Nagelbett heraus. Dennoch setzte die Frau die geschilderte Behandlung mit allen drei Stoffen noch weitere vier Monate fort.

Fallbeispiel 6: Präparatkombination gegen Mischflora

Ein Mann von 72 Jahren hatte schon sehr lange eine Hautveränderung am Rumpf, deren Durchmesser etwa vier Zentimeter betrug. Es war unklar, woher die Veränderung stammte, bis bei einer Analyse sowohl grampositive und -negative Bakterien als auch der häufige Pilz Trichophyton rubrum festgestellt wurden. Es lag also eine komplizierte Mischflora vor, die wohl der Grund dafür war, dass vorherige therapeutische Maßnahmen nur vorübergehend etwas Linderung gebracht hatten.

Der Mann begann nun, einmal täglich am Morgen eine 10%ige Lösung des Wasserstoffperoxids anzuwenden; zusätzlich trug er mittags und zur Nacht Akne plus Creme auf.

Nach zwei Wochen waren keine sichtbaren Veränderungen mehr nachweisbar, dennoch wurde die Therapie noch weitere zwei Wochen fortgeführt. In einer Nachbeobachtungszeit von einem Jahr blieb der Mann ohne Symptome, sodass von einer Dauerheilung ausgegangen werden kann.

Wundbehandlung

Die Behandlung von Wunden ist ein komplexes Thema, da hier vielfältige Variationen auftreten. Klar zu unterscheiden sind akute Verletzungen und chronische Wunden, die auf ungünstige physiologische Bedingungen venöser und arterieller Art zurückgehen. Diese sind letztlich immer durch eine Mischflora von Erregern besiedelt, die sich unter besonders ungünstigen Bedingungen auch im Inneren des Körpers ausbreiten und lebensgefährlich werden können. Eine bereits in den 1960er Jahren durchgeführte Analyse der Wundflora ergab, dass sehr oft eine Kombination aus den grampositiven Bakterien Staphylococcus aureus mit seinen resistenten Varianten, Streptokokken sowie den gramnegativen Gattungen des Proteus, der Kolibakterien sowie von Enterokokken vorliegt. Diese Ergebnisse lassen bereits die Grenzen der Antibiotikatherapie erkennen.

Bekannt ist außerdem schon lange, dass der Diabetes (Zuckerkrankheit) die Entstehung chronischer, sehr schlecht heilender Wunden bewirken kann. Hier ist also Achtung geboten: Beim Diabetes als auch bei venösen und arteriellen Störungen muss vor der Wundbehandlung zunächst versucht werden, diese Grundkrankheiten zu behandeln.

Neben diesen Spezialfällen gibt es genug chronische Wunden, die scheinbar allen modernen Methoden des „Wundmanagements“ widerstehen. Hier wird inzwischen als Wundermittel das „kalte Plasma“ propagiert – schaut man sich aber die dahinterstehende Physik und Chemie näher an, stößt man auf exakt dieselben Vorgänge wie beim Wasserstoffperoxid!

Kurzum: Die Wundheilung ist die klassische Domäne des Wasserstoffperoxids, das hier als Puder, Lösung oder Salbe *erneut und massiv eingesetzt werden muss.* Es reinigt und desinfiziert die Wunde nicht nur, sondern fördert auch die Granulation und Durchblutung des Gewebes – und hat damit ein einzigartiges Wirkungsspektrum, das in den folgenden Erfolgsberichten offenbar wird. Diese zeigen zudem exemplarisch, dass nicht nur die wässrige Lösung, sondern die verschiedensten Präparatformen zur Wundheilung führen.

Fallbeispiel 1: Alltagswunde

Ein Mann in mittleren Jahren zog sich eine Verletzung von etwa zwei Zentimetern Durchmesser an einem spitzen Stein zu. Bei solchen Wunden besteht immer die Gefahr, dass durch den Staub Infektionen entstehen.

Mit 3%iger Wasserstoffperoxidlösung schäumte die Wunde wie zu erwarten auf und reinigte sich so selbst. Sie wurde daraufhin lose verbunden und über die nächsten fünf Tage weiter mit der Lösung behandelt. Die Granulation und das Schließen der Wunde verliefen sehr schnell, und nach zehn Tagen war sie nahezu vollständig abgeheilt.

Fallbeispiel 2: Schürfwunde im tropischen Klima

Ein 40-jähriger Mann nahm in der Reiseapotheke 10%iges Dibenzoylperoxid mit nach Südafrika, wo es seine hervorragenden Eigenschaften als Wunddesinfektionsmittel unter Beweis stellen musste. Bei einem Besuch des Kruger-Nationalparks stolperte er in kurzer Hose und schlug sich das linke Knie am steinigen Boden stark auf. Beim Bluten kam die Befürchtung auf, dass vielleicht im tropischen Klima – die Temperatur betrug um die 30 Grad – eine Vielzahl von Bakterien das Areal besiedeln, die dem Körper darüber hinaus gefährlich unbekannt sein könnten.

Sogleich trug der Mann reichlich Dibenzoylperoxid auf, wischte das Gemisch mit dem Blut ab und trug erneut das Peroxid auf. Er wiederholte den Vorgang, bis die Blutung stoppte, dann legte er einen lockeren Verband an. Zwar erzeugt Dibenzoylperoxid keinen reinigenden Schaum, da bei seiner Zersetzung kein Sauerstoff entsteht, dennoch wirkt es stark desinfizierend, zugleich anregend auf die Granulation und schließlich heilend.

Innerhalb von zehn Tagen war die Wunde vollständig zugeheilt, sodass er den Flug nach 14 Tagen trotz des langen Sitzens im Flugzeug ohne Missempfinden durch den Druck des Hosenbeins überstand. Auch längerfristig konnte keine Infektion beobachtet werden.

Fallbeispiel 3: Chronische Wunde am Bein

Eine 67-jährige Frau hatte schon über ein Jahr eine etwa drei Zentimeter große chronische Wunde am linken Bein, die sie sich bei einer akuten Verletzung zugezogen hatte und die weder auf verschiedene Lokaltherapien noch auf innerliche Antibiotika-Behandlungen ansprach. Untersuchungen auf Diabetes oder arterielle bzw. venöse Grundleiden waren negativ ausgefallen, auf eine etwaige Bakterienbesiedlung wurde jedoch nie getestet. Da keine mikrobiologischen Analysen erfolgten, wäre es durchaus möglich, dass neben bakteriellen auch pilzliche Erreger in der Wunde zu finden waren – ein Indiz dafür ist, dass die Wunde einen unangenehmen Geruch verströmte, der von Hefepilzen verursacht werden kann.

Bei der Anwendung der Lösung von 4 % Harnstoffperhydrat in wasserfreiem Glycerin begann endlich eine Besserung der Symptome. Die Lösung wurde zweimal pro Tag in die Wunde gebracht und gleichzeitig mehrere Zentimeter über die Wundränder hinaus dünn aufgetragen. Nach einiger Zeit wurde ein sehr lockerer Verband angelegt.

Der Geruch verschwand ähnlich schnell wie in den eingangs geschilderten Fallbeispielen aus dem Ersten Weltkrieg, als der gleiche Wirkstoff in anderen Salbengrundlagen angewendet wurde. Die bis dahin unveränderliche Wunde veränderte zunehmend ihr Aussehen: Es trat immer weniger Wundsekret aus, die Wundränder verfärbten sich rosiger und die Granulation setzte ein – die Wunde war praktisch in Bewegung gekommen und der Heilungsprozess eingeleitet. Durch das ölige Glycerin blieb das Areal geschmeidig, sodass die Wunde nicht mehr aufriss.

Nach 42 Tagen war die Wunde zugeheilt! Die Frau behandelte noch 14 Tage weiter, war aber dauerhaft geheilt.

Fallbeispiel 4: Chronische Wunde am Bein

Ein Mann in mittleren Jahren therapierte selbst eine chronische Wunde am Bein, die fünf Monate zuvor nach einer Verletzung entstanden war. Durchblutungsstörungen oder Diabetes lagen nicht vor.

Auf die Wunde wurde einmal pro Tag ein Gemisch aus 30% gepulvertem Harnstoffperhydrat und 70% trockener Kartoffelstärke aufgetragen, was etwa dem Rezept des Elawox-Wundpuders entsprach. Bei jeder Anwendung schäumte die Wunde durch den Sauerstoff auf und die typischen Heilungsprozesse, die beim Elawox über 45 Jahre Anwendungszeit beobachtet wurden, begannen einzusetzen.

Nach 30 Tagen war die Wunde völlig verheilt, andere Methoden waren vorher ohne jegliche Wirkung gescheitert.

Fallbeispiel 5: Frische Alltagswunde

Zuletzt sei hier der Fall einer 35-jährigen Frau erwähnt, die eine frische Wunde von der Gartenarbeit behandelte. Sie versorgte den verletzten Bereich mit einer Lösung aus acht Gramm Harnstoffperhydrat in 90 Milliliter Wasser. Auch hier reinigte der schäumende Sauerstoff die Wunde und diese war nach mehreren Tagen verheilt.

Warzenbehandlung

Im Gegensatz zu den Herpes-Viren, die im Körper „schlummern", um dann bei Stress erneut Symptome hervorzurufen, werden die meisten Warzen vom humanen Papillomavirus (HPV) hervorgerufen. Eine Ausnahme bilden Dellwarzen, die durch eine Art des Pockenvirus hervorgerufen werden, sowie Alterswarzen, bei denen sich kein Erreger nachweisen lässt und die nicht infektiös sind.

Bei sämtlichen von Viren hervorgerufenen Warzen liegen ähnliche Verbreitungsmechanismen wie bei den pilzlichen Infektionen vor: Die virale Ansteckung wird durch Gemeinschaftsanlagen, ein feuchtes Milieu, schlechte Durchblutung und ein eingeschränktes Immunsystem begünstigt. Diese Viren sind evolutionär sehr erfolgreich – jedes Jahr stecken sich in Deutschland etwa 750.000 Personen neu an! Bei diesen Fällen kommt es aufgrund von über 100 Virus-Varianten auch immer wieder zu Infektionen der Schleimhäute, sodass über Jahre potenzielle Krebsgefahr bestehen kann.

Die häufigsten sichtbaren Zeichen einer Infektion sind allerdings gewöhnliche Warzen (Verrucae vulgaris). Sie werden maximal erbsengroß, können an verschiedenen Körperstellen auftreten und erinnern mit ihrer zerklüfteten Oberfläche an einen kleinen Blumenkohl. Demgegenüber sind etwa die jugendlichen Warzen flach und treten vornehmlich an den Händen auf.

Bei der herkömmlichen Warzenbehandlung kommen verschiedene Methoden zum Einsatz, darunter Ätzen und Abschälen mit Salicyl- und Milchsäure sowie Kälte- oder Hitzebehandlung. Keine dieser Methoden wirkt mit hundertprozentiger Sicherheit. Darüber hinaus scheinen die Behandlungen nicht spezifisch gegen Viren gerichtet zu sein, sodass bei unsachgemäßer Arbeitsweise durchaus die Infektion übertragen werden kann.

Wie bereits im ersten Band erläutert, können hier die Peroxide Abhilfe schaffen, denn diese haben aufgrund ihrer speziellen Eigenschaften den herkömmlichen Behandlungen einiges voraus: Wenn sie in genügend hohen Konzentrationen angewendet werden, töten sie Viren schnell und zuverlässig ab, der entstehende Sauerstoff „sprengt" die Warzen mechanisch, und schließlich regen sie die Durchblutung stark an, was eine Neubesiedlung erschwert. Wenn sehr hohe Peroxidkonzentrationen eingesetzt werden, verbietet sich allerdings eine Anwendung im Gesicht.

Schon F. Hauschild berichtete, dass er in den 1920er Jahren 30%iges Perhydrol gegen Warzen einsetzte, ohne dass es zu Komplikationen kam. Die folgenden Beispiele zeigen erfolgreiche Anwendungen der Peroxide aus der Neuzeit. Da das 30%ige Peroxid außer für Berufsgruppen, die es fachlich benötigen, nicht im Handel erhältlich ist, werden hier auch andere wirksame Lösungen mit geringerer Konzentration benannt. Dennoch muss angemerkt werden, dass selbst die Peroxidbehandlung keine absolute Zuverlässigkeit der Warzenentfernung gewährleisten kann.

Fallbeispiel 1: 30%iges Peroxid

Ein 50-jähriger Mann litt schon lange an gewöhnlichen Warzen, die nur an der linken Hand auftraten. Zur Behandlung verwendete er tropfenweise das 30%ige Peroxid. Das übliche Kribbeln nach dem Auftragen am Morgen fand er nicht sonderlich intensiv und akzeptabel.

Nach 14 Tagen waren die drei Warzen abgefallen. Zur Prophylaxe behandelte er die Hand über die nächsten drei Monate jeden zweiten Tag mit 10%iger Lösung – danach traten die Warzen nie mehr auf.

Besonders beeindruckend für ihn war das Aufblähen der Warzen kurz vor dem Abfallen, das durch die Zersetzung des Peroxids durch die Katalase erklärbar ist, aber dennoch einer gewissen Ästhetik nicht entbehrt.

Fallbeispiel 2: Harnstoffperhydrat

Aus der Kenntnis heraus, dass Harnstoff in hoher Konzentration das Gewebe ähnlich auflockert wie die Salicylsäure, verwendete eine 34-jährige Frau mit Warzen an beiden Händen das Harnstoffperhydrat in wässriger Lösung. Die konzentrierte Lösung gewann sie, indem sie 30 Gramm Presskörper des Perhydrats in 70 Milliliter Wasser auflöste, sodass in der Lösung am Schluss 10 % Peroxid und 20 % Harnstoff vorlagen.

Die Frau tupfte diese Lösung zweimal täglich mit einem Wattetupfer auf die Warzen und ließ sie jedes Mal trocknen. Nach etwa 20 Tagen fielen die sechs Warzen nacheinander ab. Die Lösung wurde danach noch drei Wochen lang aller zwei Tage auf beiden Händen verteilt und trocknen gelassen. Die Warzen traten anschließend nicht mehr auf.

Nachbemerkung zu diesem Fallbeispiel: Da Wasserstoffperoxid und Harnstoff in Kombination sowohl viruzid, auflockernd und schälend als auch sauerstoffbildend und durchblutungsfördernd sind, war hier offenbar das 30%ige Peroxid nicht nötig.

Fallbeispiel 3: Harnstoffperhydrat mit anderem Herstellungsweg

Um Harnstoffperhydrat in wässriger Lösung zu erhalten, muss man nicht unbedingt auf die Presskörper zurückgreifen. Viel einfacher ist es, in 80 Milliliter einer handelsüblichen 10- oder 11%igen Lösung unter Rühren 20 Gramm Harnstoff aufzulösen. Zwar fällt hier die Peroxidkonzentration geringer aus als im vorherigen Beispiel, doch ist die Lösung genauso wirkungsvoll, wie der Behandlungserfolg eines 39-jährigen Mannes zeigt: Er trug eine aus 11%iger Lösung und Harnstoff hergestellte Mischung wie üblich mittels Wattetupfer auf beide Hände auf, wo sich zu dieser Zeit fünf Warzen befanden – und nach 30 Tagen waren diese abgefallen. Der Mann be-

netzte die Hände noch weiter aller zwei Tage mit der Lösung und die Symptome traten nie wieder auf.

Psoriasis

Die Schuppenflechte bzw. Psoriasis stellt eine ausgesprochene Volkskrankheit dar: Bis zu 3 % der Bevölkerung in Mitteleuropa sind davon in unterschiedlicher Stärke betroffen. Im Wesentlichen treten bei der Krankheit stark schuppende, punkt- bis handtellergroße Hautstellen auf, die häufig stark jucken und als silbrig weiße Epidermis abgestoßen werden, die in ihrer Konsistenz an Kerzenwachs erinnert. Bei einem gesunden Menschen erneuert sich die Oberhaut (Epidermis) innerhalb von 26 bis 27 Tagen, sodass die Abstoßung der alten Schicht weitgehend unsichtbar bleibt – bei der Schuppenflechte ist dieser Vorgang aufgrund gestörter Biochemie stark beschleunigt und dauert nur drei bis sieben Tage.

Die eigentliche Ursache scheint multifaktoriell zu sein; oft ist die Krankheit eine Systemerkrankung und betrifft auch verschiedene innere Organe. Es gibt diverse Therapieansätze, von denen hier aber nur Lokaltherapien interessieren sollen. Als Regel gilt, dass die Grundlage der lokal angewendeten Salben und Lösungen nicht reizen darf. Zu den üblicherweise verwendeten Präparaten zählen das seit Langem verwendete Dithranol, das die Zellteilung hemmt, Kortikoide, die Entzündungen beseitigen, und Salicylsäure, die Schuppen ablösen kann. Sehr interessant ist, dass sich auch der Harnstoff zur Behandlung und Pflege in Ölen, Cremes und Salben etabliert hat.

Schon um 1895 wurde im Rahmen von H_2O_2-Anwendungen in den USA eher beiläufig erwähnt, dass bei der Beeinflussung von Juckreiz verschiedenster Ursache auch der von Psoriasis positiv beeinflusst werden kann, wobei die wässrige Lösung bis zu einer Konzentration von 3 % empfohlen wurde. Ebenfalls bemerkenswert ist, was bei zahnmedizinischen Untersuchungen Mitte der 1960er Jahre in Leipzig nachgewiesen wurde: dass nämlich das 10%ige Peroxid bei der Zahnfleischwucherung (Paradontopathia neoplastica) signifikant die Zellteilung vermindert und sich die Wucherung zurückbildet – zu dieser Zeit wurde die Wirkung mit den Erfolgen des Wasserstoffperoxids bei der Krebsbehandlung verglichen.

Nun gibt es erste Berichte, die eine gute Beeinflussung von Plaques der Psoriasis beschreiben und auf der sinnvollen Mischung aus Harnstoffperhydrat und dem reizlosen Glycerin beruhen. Diese Mischung sollte nicht nur als Pflegeprodukt, sondern auch hinsichtlich seiner Wirkung als Therapeutikum umfangreich getestet werden.

Fallbeispiel 1

Ein Mann in mittleren Jahren leidet wiederkehrend an Psoriasis am Arm, die kleine, scharf umgrenzte Gebiete bildet. Er begann damit, einmal pro Tag die 4%ige Lösung des Harnstoffperhydrats in 80%igem wässrigen Glycerin dünn auf die betroffenen Stellen aufzutragen. Schnell verschwand der Juckreiz, die Haut wurde sehr geschmeidig und die Schuppen wurden aufgeweicht. Beim reichlichen Auftragen konnte er nach einiger Zeit einen Teil der Schuppen direkt abwischen, andere verschwanden beim Abwaschen unter Wasser. Die Lösung wirkte sehr angenehm und vermittelte ihm das Gefühl, etwas Neues erschlossen zu haben, das lokal bei längerer Anwendung sehr vorteilhaft ist.

Dann setzte er versuchsweise auch die 8%ige Lösung von Harnstoffperhydrat in 80%igem Glycerin ein, in der bereits 3 % Peroxid und 5 % Harnstoff enthalten sind. Die Lösung war genauso reizlos wie die vorherige, verdünnte Mischung. Bei der Anwendung beobachtete er, dass eindeutig die Neubildung von Schuppen nachließ, was er bisher nur von herkömmlichen stark eingreifenden Mitteln kannte. Auch hatte der Juckreiz noch schneller nachgelassen als bei der vorherigen Verdünnung.

Bis heute wendet er die 8%ige Lösung mit vorteilhafter Wirkung an, benutzt aber zwischendurch ebenfalls die schwächere als Pflegemittel. Hier scheint es, als ob die Häufigkeit der lokalen Ausbrüche der Krankheit abnimmt.

Fallbeispiel 2

Eine 35-jährige Frau hatte die Erfolge des Mannes aus dem obigen Fallbeispiel persönlich gesehen und versuchte die Mischungen auch bei der eigenen Psoriasis. Eindrucksvoll bemerkte sie an ihren eher größeren Plaques eine ähnliche Wirkung, die vom Pflegeaspekt über das Verschwinden von Juckreiz und die Ablösung von Schuppen bis hin zur verlangsamten Neubildung reichte. Speziell die 8%ige Lösung verlangsamte deren Bildung stark, wie sie es bisher nur selten bei den anderen, aus verschiedenen Gründen mit unangenehmen Beiwirkungen behafteten Substanzen erlebt hatte.

Diese beiden kurzen Beispiele zeigen eindeutig das Potenzial von Peroxidmischungen bei dieser Krankheit. In diesem Zusammenhang dürfte interessant sein, dass neueste Forschungen auf mögliche mikrobielle Auslöser im rätselhaften biochemischen Geschehen bei Psoriasis schließen lassen: So fand eine italienische Forschungsgruppe eine recht hohe Besiedlung mit bestimmten Tuberkuloseerregern – und schon vor 70 Jahren wurde festgestellt, dass die 4%ige Glycerinlösung über mehrere Monate lokaler Anwendung effektiv bei Hauttuberkulose wirkte! Ähnlich bemerkenswert ist, dass bereits um 1895 neben der äußerlichen Anwendung der Peroxide ausdrücklich das im ersten Buch näher beleuchtete Glycozone speziell bei Psoriasis innerlich gegeben wurde. Vielleicht sollten analoge Substanzen – etwa das Artemisinin – in der heutigen Zeit ebenfalls bei der Behandlung von Psoriasis getestet werden.

Ekzeme

Ekzeme sind eine Gruppe entzündlicher Hauterkrankungen, die durch eine vorhandene Entzündungsreaktion gekennzeichnet sind. Sie sind nicht ansteckend, da hier keine direkte Infektion vorliegt. Von chronischen Ekzemen sind 3 bis 20 % der Bevölkerung betroffen, fast alle Menschen erkranken einmal im Leben akut. Unterschieden werden das atopische Ekzem (Neurodermitis), allergische und toxische Kontaktekzeme. Durch die übermäßig enthaltenen Chemikalien im modernen Berufs- und Lebensumfeld (Beschichtungen, Teppichböden etc.) haben Ekzeme stark zugenommen; nicht ganz unschuldig mag auch die Tatsache sein, dass unsere Kinder inzwischen „zu sauber" aufwachsen.

Unabhängig von den Ursachen zeigen Ekzeme ein typisches Krankheitsbild: Zunächst entsteht eine helle Hautrötung, die zuweilen bereits nach wenigen Tagen wieder abheilen kann. Bei einer stärkeren Reaktion bilden sich klare Bläschen, die stark jucken, aufplatzen und nässen. Nach dem Trocknen kommt es zur Krustenbildung, die Haut beginnt zu schuppen und das Ekzem heilt. Chronische Formen gehen mit empfindlicher und trockener Haut einher und sind oft durch Kratzspuren geprägt, die den Juckreiz erkennen lassen; hier kann es sogar zu einer Superinfektion durch Bakterien, Herpes-Viren oder Pilzen kommen.

Schon 1890 wurde summarisch über die Wirkung des Wasserstoffperoxids bei Ekzemen berichtet, wobei damals allerdings noch nicht zwischen den einzelnen Arten unterschieden wurde. Im Beipackzettel des späteren Elawox-Puders war vom antiphlogistischen (entzündungshemmenden) Effekt zu lesen (siehe Anhang), und die Wirkungen der Peroxidlösungen gegen Juckreiz sind bereits von anderen Anwendungen hinlänglich bekannt. Zusätzlich wirken die Glycerinlösungen des Harnstoffperhydrats bei trockener Haut hautpflegend, beseitigen Krusten sowie Toxine und hemmen alle Erreger, die man bei den Sekundärinfektionen nachweisen kann.

Demzufolge können hier schon mehrere Beispiele benannt werden, die zeigen, dass diese Lösungen eine Zukunft bei der Behandlung unterschiedlichster Ekzeme haben.

Fallbeispiel 1: Akutes Ekzem

Ein 51-jähriger Mann bekam ein akutes Ekzem unbekannter Ursache. Nach der ersten Hautrötung ging es in das stark juckende Bläschenstadium über, bis schließlich die 4%ige Lösung des Harnstoffperhydrats im 80%igen Glycerin angewendet wurde. Der Juckreiz verschwand und die Bläschen trockneten schnell, was sicher auch dadurch bedingt war, dass das Wasser vom Glycerin osmotisch herausgezogen wurde. Nach drei Wochen war Heilung eingetreten.

Fallbeispiel 2: Akutes Ekzem

Eine 30-jährige Frau bekam ebenfalls ein akutes Ekzem, das wahrscheinlich durch Kontakt mit einem Chemikaliengemisch entstanden war. In solchen Fällen ist kaum unterscheidbar, ob ein toxisches oder allergisches Ekzem vorliegt. Auch hier setzte eine Rötung ein, die sich bald zum Bläschenstadium mit starkem Juckreiz entwickelte.

In dem Fall wurde die 10%ige Lösung des Harnstoffperhydrats in 80%igem Glycerin angewendet, woraufhin die Entwicklung wie im Fallbeispiel zuvor verlief: Der Juckreiz ebbte rasch ab, die Bläschen trockneten aus, die Kruste verschwand und nach 14-tägiger Anwendung war die Haut symptomfrei.

Fallbeispiel 3: Atopisches Ekzem

In diesem Fall lag ein atopisches Ekzem bei einem 35-jährigen Mann vor. Es hatte schon zehn Jahre bestanden, daher war nicht zu erwarten, dass es bei irgendwelchen Behandlungen dauerhaft verschwindet. Bei solchen Fällen steht im Vordergrund, die Haut lokal zu pflegen, den Juckreiz positiv zu beeinflussen und Sekundärinfektionen zu bekämpfen, die sich bei der empfindlichen Haut mit Eintrittspforte Kratzspur meist entwickeln. Alle anderen Lokaltherapien zur Bekämpfung der vorliegenden Sekundärinfektion hatte der Mann rasch abgebrochen, da die Stelle brannte und er aufgrund der gereizten Haut überempfindlich reagierte.

Die 4%ige Lösung der Harnstoffverbindung in 80%igem Glycerin entpuppte sich als scheinbar ideale Therapie: Er empfand sie sofort als angenehm, das Jucken wurde schwächer und er musste sich bald nicht mehr kratzen, sodass die Kratzspuren abheilen konnten. Eine mikrobielle Analyse nach 14 Tagen erbrachte – im Gegensatz zu früheren Nachweisen – keine pathogenen Organismen mehr. Seither wendet der Mann die Lösung täglich an.

Nach der Rasur

Zur Anwendung beim Rasieren gibt es eine Fülle an Handelsprodukten, die einen bedeutenden Anteil an der Gesamtmenge aller Kosmetika ausmachen. Ein paar sollen die Haare vor der Rasur aufrichten, andere dienen der Hautpflege und der Desinfektion nach der Rasur. Sie alle sind durch eine Vielzahl von chemischen Zusätzen – von Alkohol bis zu Duftstoffen – gekennzeichnet, die viele Präparate problematisch machen: Es kommt zu ungezählten Kontaktekzemen, entweder allergischer oder toxischer Natur, nach deren Auftreten die Präparate abgesetzt und neue Produkte ausprobiert werden. Keine Statistik dokumentiert das Geschehen.

Durch die Hautreizung bei der Nass- oder auch Trockenrasur treten zuweilen Infektionen auf, die unter anderem durch das Aftershave bekämpft werden sollen – diese Präparate sind jedoch zur mikrobiellen Hemmung meist völlig ungenügend zusammengesetzt.

Hier bietet sich zur Nachbehandlung das Wasserstoffperoxid in niederen Konzentrationen an, am besten im Bereich von 1 %. Als reizlose, wirksame und wasserähnliche Substanz ohne Allergiepotenzial und bekannte mikrobielle Resistenzen ist sie für den Dauereinsatz bestens geeignet. Wie die folgenden Beispiele exemplarisch zeigen, haben viele Anwender die Lösung bereits für sich entdeckt und konnten sogar Reizungen und Infektionen erfolgreich behandeln, die bei der völligen Haarentfernung aufgetreten waren.

Ein Wermutstropfen ist der Bleicheffekt auf Textilfarbstoffe, der zwar bei diesen Konzentrationen selten ist, doch bei billigen Textilien noch immer auftreten kann. Daher sollten Sie die Lösung stets komplett auf der Haut trocknen lassen, bevor Sie sich ankleiden.

Fallbeispiel 1

Ein Mann in mittleren Jahren hatte über die Jahre immer Probleme beim Rasieren, die sowohl auf die angewendeten Präparate als auch auf die Reizungen durch die Rasur selbst zurückzuführen waren. Er wechselte von der Nass- zur Trockenrasur und ließ schließlich sogar alle Handelspräparate weg. Das Hautbild wurde zwar besser, aber nach dem Rasieren traten immer wieder kleinere Infektionen auf, zum Teil mit Juckreiz. Letztlich begann er damit, nach jeder Rasur die 1%ige Peroxidlösung aufzutragen, und es traten keine Infektionen mehr auf.

Fallbeispiel 2

Ein 30-jähriger Mann hatte seit Beginn des Rasierens Probleme durch empfindliche Haut, weshalb er auch seine anfängliche Nassrasur schnell wieder hatte aufgeben müssen. Doch auch das trockene Verfahren verursachte ihm Probleme, unter anderem durch neue Mittel, die „besonders gut" riechen oder von der Konstitution besonders pflegend sein sollten. Diese Vorstellungen stellten sich als Illusion heraus und so war er gezwungen, diese Präparate aufzugeben.

Das Problem der Reizungen nach der Rasur mit oberflächlichen Infektionen existierte aber weiterhin und konnte erst mit der 1%igen Peroxidlösung beendet werden. Anfänglich trug er die Lösung nach der Rasur auf, später zusätzlich mehrfach am Tag, bis er wieder zu einer einzigen Anwendung nach dem Rasieren zurückkehrte. Diese Angewohnheit behielt er mit bestem Erfolg bei.

Fallbeispiel 3

Eine Frau in mittleren Jahren hatte ständig Probleme bei der Beseitigung von Körperhaaren, sei es durch Rasur oder diverse Epiliermethoden. Oft bildeten sich kleine Infektionen, die wahrscheinlich durch Staphylokokken induziert wurden.

Da die Frau alternativ interessiert war, wendete sie bei deren Auftreten in dem kleinen Gebiet das 3%ige Peroxid mit bestem Erfolg an. Davon sehr angetan, ging sie bald dazu über, gleich nach der Rasur eine größere Fläche mit der 1%igen Lösung zu behandeln.

Diese Anwendung beseitigte schließlich die Infektionen und wurde seit dieser Zeit allgemeine Praxis.

Aufnahme durch die Haut

Durchblutungsstörungen

In den 1960er Jahren fanden Forschungsgruppen in Leipzig heraus, dass das Wasserstoffperoxid in den üblichen, dermatologisch wirksamen Dosen nicht ätzend wirkt und die weißliche Farbe nach der Hautapplikation vom abgespaltenen Sauerstoff herrührt. Dieser Sauerstoff ist mit physikalischen Messmethoden wie Ultraschall etwa 24 Stunden nachweisbar. Bei den exakten Untersuchungen konnte außerdem gezeigt werden, dass das Wasserstoffperoxid sehr schnell sowohl die Schleimhäute als auch die Epidermis unzersetzt durchdringt und erst in sehr tiefen Gewebeschichten durch die Katalase in Wasser und Sauerstoff aufgespalten wird. Kurz darauf konnte der Nachweis erbracht werden, dass mit dieser Methode die Durchblutung bei höheren Konzentrationen gesteigert wird und der Sauerstoff generell Mangelzustände beseitigt.

Ich habe bereits dargestellt, dass Durchblutungsstörungen im engen Zusammenhang mit verzögerter Wundheilung sowie pilzlichen und viralen Infektionen stehen. Im Extremfall kann auch der lebensgefährliche Gasbrand auftreten, der durch anaerobe Bakterien verursacht wird. In dem Zusammenhang ist interessant, dass schon um 1890 das sauerstoffbildende Peroxid in einer 3- bis 9%igen Lösung gegen Gasbrand eingesetzt wurde.

Ein ernstes Krankheitsbild sind zudem periphere Durchblutungsstörungen, die sich als arterielle Verschlusskrankheit (z. B. als „Raucherbein) äußern. Hier nimmt der Innendurchmesser der Arterien durch „Verkalkung“ (Arteriosklerose) immer mehr ab, wodurch Blutfluss und Sauerstoffversorgung zunehmend gestört werden. Im fortgeschrittenen Stadium wird das Gewebe kühl bis bläulich; im Extremfall müssen Amputationen durchgeführt werden. Besonders gefährdet sind Diabetiker mit schlechter Zuckereinstellung.

Die Leipziger Kliniker wendeten mit großen Erfolg eine 10- bis 20%ige Peroxidsalbe zur Durchblutungsförderung an. Beim Leipziger Wasserstoffperoxid-Symposium 1967 (Brandt, S. 20 ff.) beschrieben sie die Anwendung so:

1. Der unterschiedlich empfundene ischämische Schmerz nimmt meist mit zunehmender Behandlungszeit ab. Die Perioden der Schmerzfreiheit paaren sich mit Wärmegefühl und Nachlassen der Missempfindung.

2. Die Hautfarbe wechselt regelmäßig über Blässe zur intensiven Rötung. Eindrucksvoll ist oft das Verschwinden von Zyanosen. Das erlebten wir selbst bei durchblutungsgefährdeten gestielten Hautlappen. Auch hierbei kann man sich erfolgreich der transkutanen Sauerstofftherapie bedienen.

3. […] Das bedeutet oft ein freies Lauf- und Bewegungsvermögen. Solange eine konservative Therapie noch angezeigt ist, sollte stets die Anwendung wasserstoffperoxidhaltiger Salben erfolgen. […]

4. Wir sehen […] in der zusätzlichen, verlässlichen und ungefährlichen epikutanen Sauerstofftherapie einen wahrhaften Fortschritt.

Die nun dargestellten Beispiele beziehen sich alle auf die handelsüblichen 10- bis 11%igen Wasserstoffperoxidlösungen.

Fallbeispiel 1: 11%ige Lösung gegen Beinbeschwerden

Ein 55-jähriger Mann litt schon länger an einem schlecht eingestellten Diabetes. Er hatte Übergewicht, seine Ernährung war nicht auf die Krankheit zugeschnitten, und er klagte zudem über Schmerzen im linken Bein, die in Bewegungsmangel resultierten. Die Ärzte hatten schon künftige Amputationen am Bein in Betracht gezogen.

Schließlich begann der Mann, jeden Morgen die 11%ige Lösung auf das linke Bein aufzutragen. Das Resultat entsprach völlig den Beobachtungen der 1960er Jahre: Die Haut verfärbte sich rosig, die Schmerzen nahmen ab und das Wärmegefühl verdrängte das Missempfinden. Er konnte zunehmend besser laufen. Die Resultate hatten darüber hinaus eine große psychologische Bedeutung, da er zum ersten Mal seit langer Zeit merkte, dass er in seinem scheinbar hoffnungslosen Zustand tatsächlich etwas Positives bewirken konnte, indem er selbst aktiv wurde.

Nach einer Woche wendete er das Peroxid nur noch jeden zweiten Tag an. Zusätzlich begann er sich gesünder zu ernähren und die Kalorienaufnahme zu beschränken; auch konnte der Diabetes besser eingestellt werden.

Die Beschwerden im Bein nahmen weiter ab – und der Mann glaubt mit Recht bis heute, dass die Peroxidtherapie längerfristig sein Leben gerettet hat.

Fallbeispiel 2: 10%ige Lösung gegen Beinbeschwerden

Eine 48-jährige Frau hatte 30 Jahre lang stark geraucht und im rechten Bein bereits seit einiger Zeit Beschwerden, die sie bisher vergeblich zu therapieren versucht hatte. Sie hatte es zwar geschafft, mit ärztlicher Hilfe das Rauchen aufzugeben, und fühlte sich nach einiger Zeit recht wohl – die Beinbeschwerden aber waren geblieben.

Daher entschloss sie sich, einmal täglich die 10%ige Lösung auf das Bein aufzutragen. Nach einer Woche klangen die Beschwerden und das Missempfinden ab und die Haut erschien gut durchblutet. Daraufhin wendete die Frau das Peroxid nur noch jeden zweiten Tag an und konnte den guten Zustand beibehalten. Von diesem Fall gab es dann keine weiteren Rückmeldungen mehr.

Fallbeispiel 3: 5%ige Lösung gegen Beinbeschwerden

Eine 75-Jährige mit Durchblutungsstörungen in beiden Beinen hatte besonders Beschwerden im linken Bein. Eine Vorgeschichte mit Rauchen oder Diabetes lag nicht vor.

Sie versuchte es zunächst mit dem 10%igen Peroxid, fand allerdings das Kribbeln zu unangenehm und beendete die Anwendung wieder. Als Nächstes verdünnte sie die Lösung mit einem Teil Wasser und trug die nun 5%ige Lösung auf. Überraschenderweise schien auch diese sehr gut zu wirken, außerdem trat das bis dahin störende Kribbeln nicht mehr auf. Nach einer Woche mit zweimaliger Anwendung pro Tag ließen die Beschwerden merklich nach, und die Lösung wurde nur noch einmal täglich am Morgen aufgetragen. Dies wurde als vorteilhaft empfunden und beibehalten.

Fallbeispiel 4: 3%ige Lösung gegen chronisch kalte Füße

Eine Frau in mittleren Jahren hatte keine ernsteren Gesundheitsprobleme, sondern litt nur unter chronisch kalten Füßen. Diese waren häufig feuchtkalt und von grauer Farbe. Sie begann dann, die Füße zweimal pro Tag mit der handelsüblichen 3%igen Lösung zu besprühen, und erlebte die bekannten Effekte: Nach dem Trocknen wurde die Durchblutung angeregt und die Haut verfärbte sich schwach rötlich. Die Anwendungen fühlten sich für die Frau insgesamt angenehm an, sodass sie diese regelmäßig beibehielt; später reduzierte sie auf eine pro Tag.

Die Dame hatte außerdem den Verdacht, dass es sich bei einer kleinen Fläche an ihrem rechten Fuß um einen beginnenden Fußpilz handelte. Dies wurde zwar nie medizinisch bestätigt, doch die Stelle verstand bald vollständig und hatte wieder ein normales Aussehen.

Fallbeispiel 5: 3%ige Lösung gegen chronisch kalte Füße

Eine andere Frau von etwa 45 Jahren litt auch unter chronisch feuchtkalten Füßen mit fahler Farbe, was ebenfalls als sehr störend empfunden wurde. Weitere einschneidende Probleme in den Beinen oder Fußinfektionen lagen nicht vor.

Sie trug zuerst dreimal pro Tag, jeweils mit Zellstoff, die 3%ige Lösung auf. Schnell erwärmten sich danach die Füße und nahmen eine gesunde Farbe an. In der zweiten Woche wendete sie die Lösung zweimal täglich an, um schließlich bei einer Anwendung pro Tag zu landen.

Bei dieser Gewohnheit ist sie geblieben und fühlt sich damit wohl.

Fallbeispiel 6: Fußbad gegen chronisch kalte Füße

Ein 70-jähriger Mann litt neuerdings an kalten Füßen, die früher nie aufgetreten waren. An den Beinen waren bei einer ärztlichen Untersuchung sonst keine Probleme festzustellen.

Er probierte es mit einem Fußbad: Er begann damit, das 3%ige Peroxid mit einem Teil warmem Wasser zu verdünnen, gab die resultierende Lösung mit einer Konzentration von 1,5 % und einer Temperatur um die 30 Grad schließlich in eine Schüssel und stellte die Füße hinein. Nach etwa 20 Minuten beendete er das Fußbad, ohne die Füße weiter abzutrocknen.

Die Anwendung war der Schlüssel zur normalen Fußtemperatur, und er behielt sie einmal täglich bei.

Die drei letztgenannten Beispiele zeigen eindrucksvoll, dass neben der effektiven Beeinflussung schwerer Krankheitsfälle auch Behandlungen möglich sind, die das subjektive Wohlbefinden steigern.

Bäder mit sehr geringen Konzentrationen an Wasserstoffperoxid

Im ersten Buch wurde bereits ein weiterer Einsatzbereich des Wasserstoffperoxids erwähnt, der aus der alternativen Literatur der USA stammt: lauwarme Vollbäder mit sehr geringen Endkonzentrationen (0,05–0,3 %), die nicht mehr bleichend wirken, aber in vitro noch immer diverse Mikroorganismen hemmen.

Die Bäder sollen Entzündungen und Juckreiz lindern und vielen Anwendern zufolge stark belebend wirken. Insbesondere wird die Anwendung bei allgemeiner Schwäche und nach verschiedenen Krankheiten angeraten – allerdings sollte man wissen, dass ein Vollbad am Abend aufgrund der stimulierenden Wirkung zu Einschlafproblemen führen kann. Da das Peroxid – besonders auch aus lauwarmer Lösung – schnell und gut resorbiert wird, erscheint die Wirkung biochemisch gut begründet; sicher wird auch das Immunsystem angeregt.

Das verwendete Wasser sollte nicht nach Chlor riechen und darf keine weiteren Badezutaten enthalten, die chemisch mit dem Peroxid reagieren könnten. Auch beim vorherigen Abduschen dürfen keine Zusätze verwendet werden.

In den amerikanischen Schriften wird dem lauwarmen Wasser in der Wanne 30%iges Peroxid zugesetzt; natürlich bringt die dreifache Menge der 10%igen Lösung das gleiche Resultat. Verdünnt man beispielsweise zwei Liter 10%iges Peroxid auf 200 Liter Wasser, erhält man eine Konzentration von 0,1 %. Das Fassungsvermögen Ihrer Badewanne können Sie mithilfe von Fünf- oder Zehn-Liter-Eimern ermitteln – geben Sie dann einfach die entsprechende Menge Peroxid dem warmen Badewasser hinzu.

Die folgenden Beispiele sind typisch für diese Anwendung, die meines Erachtens das Potenzial hat, in Kureinrichtungen erfolgreich angewendet zu werden.

Fallbeispiel 1: Allgemeine Schwäche

Ein Mann in mittleren Jahren hatte von der Anwendung gehört und wollte sie ausprobieren. Er litt unter Stress verschiedener Art, bedingt auch durch eine frühere Infektion, und hatte von Zeit zu Zeit Schwächeanfälle.

Für ein Vollbad verdünnte er drei Liter 10%iges Peroxid auf 250 Liter Wasser, in denen er bei etwa 30 Grad jeweils 30 Minuten badete. Anfangs nahm er täglich ein Bad, mit zunehmender Besserung zwei Wochen lang jeden zweiten Tag, später dann gelegentlich. Er empfand den Erfolg als „überwältigend".

Fallbeispiel 2: Juckreiz

Eine 39-jährige Frau war im Zuge ihrer alternativmedizinischen Interessen auf das Wasserstoffperoxid gestoßen und hatte es schon bei lokalen Infektionen erfolgreich angewendet. So kam sie zu den Vollbädern, mit denen sie gelegentlich auftretenden Juckreiz, der nicht medizinisch zugeordnet werden konnte, zu beeinflussen gedachte.

Sie verdünnte zwei Liter des 10%igen Peroxids in der Badewanne mit lauwarmem Wasser und badete zunächst jeden Tag etwa 20 Minuten. Wie andere Anwender verspürte sie einen starken, anregenden Effekt. In der

nächsten Zeit badete sie alle zwei bis drei Tage in der Mischung und fühlte sich besser; der Juckreiz trat nur noch schwach und sehr selten auf.

Fallbeispiel 3: Antriebslosigkeit

Ein Mann in mittleren Jahren fühlte sich nach einer Racheninfektion mit nachfolgender erfolgreicher Antibiotikatherapie mehrere Wochen schlapp und zuweilen ohne Antrieb. Diverse Vitamine und Spurenelemente führten zu keiner Verbesserung des Befindens, auch eine Nahrungsumstellung brachte keine Resultate.

Daher begann er mit den Bädern: Er verwendete drei Liter 11%iges Peroxid auf eine Wanne mit lauwarmem Wasser und nahm zwei Wochen lang täglich ein Vollbad. Nahezu über Nacht verbesserte sich sein Befinden; nach einer Woche empfand er den Zustand wie früher. Auch später wendete er gelegentlich die Bäder an, die stets stark anregend wirkten.

Fallbeispiel 4: Ekzeme

Eine Frau in mittleren Jahren litt unter wiederkehrenden, akuten Ekzemen unklarer Ursachen, die verschiedentlich behandelt wurden. Die Therapieversuche hatten nur mäßige Ergebnisse erbracht.

Sie begann die Vollbäder mit einer Verdünnung von drei Litern 10%iger Lösung auf eine Wanne. Zu ihrer Überraschung brachen die Ekzeme erheblich seltener aus, der Juckreiz nahm ab und sie konnte im Vergleich zu früher ein generell gesteigertes Wohlbefinden feststellen.

Seither sind die gelegentlichen Bäder ein fester Bestandteil ihres Lebens.

Anwendung gegen Erreger auf Schleimhäuten

Rachen- und Lungeninfektionen

Schon um 1890 wurde mehrfach über die erfolgreiche Anwendung des (1- bis 3%igen) Peroxidsprays bei Infektionen im Atmungssystem berichtet. Unter anderem wurden so schwere Infektionen wie Diphtherie behandelt, an der Ende des 19. Jahrhunderts fast die Hälfte der Kinder verstarb. Noch vor Einführung der Schutzimpfungen, durch die die Krankheit letztlich ihren Schrecken verlor, konnten bei sehr reichlicher Anwendung des Peroxids mehr Kinder überleben als ohne diese Behandlung.

Gerade in den alternativen Büchern aus den USA wird auch heute noch die Verwendung bei Infektionen im Rachen- und Lungenbereich angeraten. Sie erscheint gerade deshalb wichtig, da sich Schätzungen zufolge die Erreger im Rachenbereich mittlerweile aus 80 % Viren und nur noch 20 % Bakterien zusammensetzen. Diese Zahlen sind zwar nicht sonderlich verlässlich, weil sich unter dem Virenanteil auch eine große Zahl von resistenten Bakterien verbergen könnte und das Versagen einer Antibiotikatherapie nicht zwangsläufig auf eine Virusinfektion hindeutet – für die Anwendung des Peroxids spielt das aber keine Rolle, da es gegen beide Erregertypen wirkt.

Ein bemerkenswerter Fakt, der hier ebenfalls hineinspielt, ist, dass die Leipziger Forschungsgruppen schon in den 1960er Jahren herausfanden, dass bestimmte bakterielle Erreger von Hautinfektionen gegen Antibiotika resistent waren – diese Resistenz aber nach der Behandlung mit Peroxid oft verloren und wieder auf Antibiotika ansprachen.

Da das Peroxid sowohl Viren als auch Bakterien abtötet und zugleich den Weg für eine Zusatztherapie mit Antibiotika ebnen kann, scheint es wie gemacht für Infektionen im Rachenraum, vor allem aber auch im

Lungenbereich. Noch heute treten Tausende ernste Lungenentzündungen mit hoher Todesrate auf, obwohl schon vor 130 Jahren für gewöhnlich tödliche Lungeninfektionen sowohl bei Kindern als auch bei Erwachsenen mit 3%iger Lösung erfolgreich behandelt wurden und die Patienten ohne weitere Schäden überlebten. Zu dieser Zeit konnte auch Bronchitis schnell behandelt werden, wobei oft hervorgehoben wurde, dass es augenblicklich zur Schleimlösung kam.

Die folgenden Beispiele untermauern das bemerkenswerte Potenzial des Einsprühens der Lösungen in den Rachenraum, das eine der einfachsten Anwendungen des Peroxids sein dürfte.

Fallbeispiel 1: Angina

Ein 36-jähriger Mann litt fast jeden Herbst an einer schweren Angina, die durch eine Mischpopulation von pathogenen Kokken verursacht wurde. Antibiotika wirkten zwar, jedoch erst nach einiger Zeit; außerdem waren sie belastend für den Körper.

Schließlich sprühte er zusätzlich zu dieser Therapie dreimal am Tag das 3%ige Spray – nach dem Ausatmen je fünf Spraystöße – in den Rachen. Daraufhin gingen Symptome und Entzündungszeichen schnell zurück, und nach sieben Tagen war kaum noch etwas zu bemerken – gewöhnlich hatte das Geschehen doppelt so lange gedauert. Danach setzte er die Anwendung noch eine Woche lang fort.

Davon ermutigt, begann er die nächsten zwei Jahre schon ab Ende September zweimal am Tag die 1%ige Lösung einzusprühen – und die Symptome traten gar nicht erst auf! Daher beschloss er, diese Prophylaxe von nun an jedes Jahr anzuwenden.

Fallbeispiel 2: Bronchitis

Eine Frau in mittleren Jahren hatte schon einige Wochen eine schwere Bronchitis. Verschiedene Mittel zur Schleimlösung und auch Antibiotika wirkten kaum. Schließlich sprühte sie dreimal pro Tag die 3%ige Lösung ein – pro Anwendung sechs Sprühstöße nach dem Ausatmen.

Jetzt gab es einen einschneidenden Wandel: Wie bei den oben geschilderten früheren Beobachtungen trat eine sehr schnelle Lösung mit Abhusten ein. Die Frau konnte wieder freier atmen und fühlte sich von Tag zu Tag besser. Nach zwei Wochen waren nur noch sehr wenige und milde Symptome festzustellen. Sie reduzierte dann die Konzentration auf 1% und sprühte noch 14 Tage weiter, bis sie völlig gesundet war.

Fallbeispiel 3: Halsschmerzen und generelle Entzündungszeichen

Während einer üblichen Erkältungswelle im Winter verspürte ein 45-jähriger Mann zunehmend Halsschmerzen mit Schwellung und Schwierigkeiten beim Sprechen. Diverse Lutschmittel aus der Apotheke halfen nicht (was auch logisch erscheint, da sie nicht in die Tiefe gehen können).

Dann begann er, dreimal täglich mit je fünf Sprühstößen das 3%ige Peroxidspray anzuwenden. Nach und nach verschwanden die Schwellung, die Halsschmerzen und die generellen Entzündungszeichen. Nach 14 Tagen ließ er durch einen HNO-Arzt den Rachen begutachten. Bis auf eine schwache Rötung, die auch durch die bessere Durchblutung verursacht worden sein konnte, waren keine weiteren Infektionszeichen festzustellen.

Nachbemerkung zu diesem Fallbeispiel: Diese Behandlung ist typisch und wirksam, auch wenn keine Differenzierung der Erreger erfolgte, da alle gegenüber H_2O_2 empfindlich sind.

Fallbeispiel 4: Grippaler Infekt mit Rachen- und Lungeninfektion

Im Rahmen eines starken grippalen Infekts bei einem Mann in mittleren Jahren entwickelte sich das Geschehen wie oft vom Rachen in Richtung Lunge. Die Einschätzung vonseiten der Ärzte lautete, dass es neben dem Virenbefall zu bakteriellen Sekundärinfektionen gekommen sei. Eine Laborbestimmung erbrachte mehrere pathogene Bakterien, die bereits zum Teil gegenüber den meisten Antibiotika resistent waren. Daher wurde ein Abkömmling des Penicillins eingesetzt, gegen den es noch keine Resistenzen gab. Dennoch besserte sich das Krankheitsgeschehen nur minimal, da ja die parallel bestehende Virusinfektion nicht beeinflusst werden konnte.

Die Wende kam durch das 3%ige Peroxidspray, das schließlich neben der Antibiotikatherapie angewendet wurde: Dreimal pro Tag applizierte der Mann (nach dem Ausatmen) sechs Sprühstöße, schnell trat Besserung ein, und nach etwa zwei Wochen war die Infektion weitgehend vorbei.

Anschließend wendete er noch weitere sieben Tage das 1%ige Spray an.

Fallbeispiel 5: Angina

Eine 44-jährige Frau hatte eine starke Angina mit nachgewiesenem Streptokokkenbefall und bekam ein Antibiotikum verordnet. Die Therapie, während der ebenfalls die üblichen, nicht wirksamen Lutschmittel verwendet wurden, machte nur wenig Fortschritte.

Schließlich beschloss sie, alle drei Stunden das 3%ige Peroxidspray (je sechs Sprühstöße) anzuwenden. Auch hier begann die schnelle Heilung – die Frau fand das Geschehen geradezu sensationell, da sie schon früher langwierige Therapien mit Antibiotika ohne Peroxidanwendung erlebt hatte.

Die Angina entwickelte sich bei ihr oft im Oktober und November, daher ging sie dazu über, das 1%ige Spray zu dieser Zeit prophylaktisch anzuwenden – mit Erfolg: In den nächsten Jahren gab es keine Infektionen mehr!

Infektionen in der Mundhöhle

Schon 1891 wurde in den USA über therapeutische Erfolge in der Mundhöhle und an den Zähnen berichtet. Besonders bemerkenswert erscheint, dass explizit Karies erwähnt wurde. Zwar war zu dieser Zeit noch nicht bekannt, dass Bakterien am Krankheitsgeschehen maßgeblich beteiligt sind, doch wird bereits richtig erwähnt, dass Stoffe aus der Zersetzung pflanzlicher und tierischer Nahrung eine Rolle spielen. Darüber hinaus wurden begleitende Entzündungen der Schleimhaut als Anwendungsgebiet benannt.

Bei der Behandlung mit 2- bis 3%iger Wasserstoffperoxidlösung wurde berichtet, dass bei nur lokalem Auftreten der Karies immer ein kurativer Erfolg erreicht wurde. Dabei wurde morgens und abends jeweils eine Minute gespült, wobei darauf geachtet wurde, dass keine Lösung verschluckt wird. Auch bei lockeren Zähnen wurde die Anwendung als einzig wirksame Maßnahme befunden, den Prozess zu stoppen und Zahnausfall zu verhindern.

Schon im ersten Buch habe ich die Forschungen vorgestellt, die vor 60 Jahren von der Leipziger Arbeitsgruppe in diesem Feld durchgeführt wurden. Diese hatte das Verhalten von Wasserstoffperoxid in der Mundhöhle untersucht und dabei auch Lösungen mit höherer Konzentration eingesetzt. Inzwischen gibt es neue Erfolge aus den USA zu vermelden: Dort wurde festgestellt, dass das einminütige Spülen mit 3%iger Lösung nach jedem Essen zu einer starken Reduktion pathogener Bakterien führt und gleichzeitig weniger Zahnbelag auftritt.

Hier sind mehrere Beispiele, wie Peroxidzubereitungen vorteilhaft eingesetzt wurden.

Fallbeispiel 1: Harnstoffperhydrat gegen Zahnfleischentzündung

Eine 49-jährige Frau litt unter Zahnfleischentzündung und Mundgeruch, dessen Ursache in der stark belegten Zunge vermutet wurde. Verschiedene Lokalmaßnahmen brachten in beiden Bereichen keinen Erfolg.

Sie griff nun zur 4%igen Lösung des Harnstoffperhydrats in wasserfreiem Glycerin und trug die Lösung sparsam zweimal pro Tag mit dem Wattebausch auf das Zahnfleisch und die Zunge auf. Die süßschmeckende Lösung empfand sie als angenehm. Die Lösung wurde nicht verschluckt, sondern allmählich durch den Speichel verdünnt und nach fünf Minuten wieder entfernt.

Während der nächsten zwei Wochen sah das Zahnfleisch zunehmend gesünder aus und die Beläge auf der Zunge entwickelten sich zurück. Sie behandelte noch zwei Monate weiter – die Infektion war beseitigt und die Beläge blieben dauerhaft verschwunden, genau wie der Mundgeruch.

Fallbeispiel 2: Harnstoffperhydrat gegen Zahnfleischentzündung und verfärbte Zähne

Ein 35-jähriger Mann hatte neben einer Zahnfleischentzündung auch stark verfärbte Zähne, auf denen regelmäßiger Teegenuss und langjähriges Rauchen ihre Spuren hinterlassen hatten. Das Rauchen hatte er inzwischen aber seit drei Jahren aufgegeben.

Er begann, das 8%ige Harnstoffperhydrat in 80%igem Glycerin anzuwenden, das er zweimal pro Tag mit Wattetupfern sowohl auf die Zähne als auch auf das Zahnfleisch auftrug. Nach fünf Minuten Einwirkungszeit entfernte er die Lösung. Die Zähne wurden zunehmend heller und die Entzündung ging zurück; die Behandlung wurde zwei Monate fortgeführt.

Nachbemerkung zu diesem Fallbeispiel: Neben der antibakteriellen Wirkung (nachlassende Entzündung) kam hier auch das Bleichvermögen zum Tragen. Die Harnstoffverbindung wird übrigens auch in hoher Dosierung zur zahnmedizinischen Bleichung verwendet.

Fallbeispiel 3: Wasserstoffperoxid gegen Aphten

Ein Mann in mittleren Jahren litt oft an den schmerzhaften Aphten, die als lokale Entzündung auf den Schleimhäuten auftreten. Sie werden auf Stress zurückgeführt, der beispielsweise auf Nahrungssäuren oder zahnärztliche Eingriffe zurückgehen kann. Bis heute konnten keine Erreger wie Viren nachgewiesen werden, auch wenn deren Beteiligung wahrscheinlich erscheint.

Der Mann ging dazu über, auf die betroffene Stelle mit dem Wattetupfer 5%iges Wasserstoffperoxid aufzubringen und es einziehen zu lassen. Bei dieser Anwendung verschwanden die Aphten etwa dreimal schneller als ohne Behandlung. Wenn er die Lösung applizierte, sobald er das Gefühl hatte, dass sich Aphten bilden würden, traten diese meist gar nicht auf – ähnlich wie in den Fallbeispielen zu Lippenherpes.

Fallbeispiel 4: Wasserstoffperoxid gegen Aphten

Eine 37-jährige Frau litt ebenfalls oft an Aphten. Sie traten besonders nach zahnmedizinischen Behandlungen an ganz anderen Stellen im

Mund auf – was als Stressreaktion gewertet werden kann –, aber auch nach Mahlzeiten mit bestimmten Inhaltsstoffen.

Sie verwendete das 3%ige Peroxid mit gutem Resultat: Bestehende Aphten heilten sehr schnell ab und das Vollbild konnte bei sofortiger Reaktion auf das erste Missempfinden verhindert werden.

Fallbeispiel 5: Harnstoffperhydrat gegen Aphten

Ein Mann in mittleren Jahren neigte gelegentlich zu Aphten im Mund. Da verschiedene Hausmittel nicht anschlugen, ging er zum Peroxid über: Er verwendete das 8%ige Harnstoffperhydrat in 80%igem Glycerin und trug es auf der betroffenen Stelle der Schleimhaut auf. Dieses wirkte ähnlich wie die wässrigen Lösungen: Kurz darauf kam es zur Heilung, und wenn er die ersten Symptome behandelte, entwickelten sich diese nicht weiter.

Oft werden bei Mundinfektionen immunologische Faktoren als Ursache diskutiert. Dies könnte die Wirkung des Peroxids in den geschilderten Fällen erklären, denn es verbessert nicht nur die Immunabwehr, sondern hemmt zusätzlich generell unbeachtete Begleitorganismen bakterieller oder pilzlicher Art.

Infektionen der Nase und der Ohren

Vor etwa 120 Jahren wurde auch schon über Behandlungen von Nase und Ohren mit Peroxidlösungen berichtet, wobei eindrucksvolle Erfolge bei verschiedenen Infektionen sowie bei Heuschnupfen zu verzeichnen waren.

Hier ist interessant, dass in den USA bis heute eine Lösung im Handel ist, die erst nach der Entwicklung der Antibiotika in den 1950er Jahren

Warnhinweis

Verwenden Sie im Ohr nur Präparate, die eine Wasserstoffperoxid-Konzentration von 3 % *nicht* übersteigen. Höhere Konzentrationen könnten durch plötzliche Gasentwicklungen das Gehör dauerhaft schädigen! Auch der Elawox-Puder durfte beispielsweise nicht in Nase und Ohr angewendet werden, da damit auf der Haut bis zu 10 % Peroxid freigesetzt wurden.

bekannt wurde und immer noch zur Behandlung von Ohreninfektionen und festem Ohrenschmalz eingesetzt wird. Sie wurde früher unter dem Handelsnamen Thenardol vermarktet. Es handelt sich dabei um eine Mischung aus 6%igem Harnstoffperhydrat in wasserfreiem Glycerin, was auf eine Konzentration von 2 % H_2O_2 und 4 % Harnstoff hinausläuft.

Hier sind einige aktuelle Beispiele zur Verwendung der Lösungen in Nase und Ohr.

Fallbeispiel 1: Wasserstoffperoxidlösung bei Schnupfen

Ein Mann in mittleren Jahren benutzte schon mehrere Jahre im Herbst die 1- und 3%ige Peroxidlösung zum Einsprühen in den Rachen, um Infektionen, die ihn früher oft gebeutelt hatten, vorzubeugen und zu bekämpfen.

Weil dies funktionierte, experimentierte er mit der 1%igen Lösung weiter und ging mit ihr gegen den banalen Schnupfen vor. Die folgende Vorgehensweise brachte Erfolg: Er applizierte die Lösung zwei- bis dreimal täglich mit zwei Sprühstößen in jedes Nasenloch; das mitunter auftretende heftige Niesen konnte er verhindern, wenn er die kleine Sprayflasche zuvor in der Hand anwärmte. Am erfolgreichsten war die Behandlung, wenn er so früh wie möglich damit begann, da die Vireninfektion sich noch nicht ausgebreitet hatte. Mit seiner Methode konnte er schließlich so manches Vollbild des Schnupfens verhindern.

Fallbeispiel 2: Wasserstoffperoxidlösung gegen Schnupfen

Eine 31-jährige Frau ging aufgrund häufiger Schnupfenwellen dazu über, das 1%ige Peroxid anzuwenden. Sie beschäftigte sich überhaupt erst mit der alternativen Schnupfentherapie, weil ihr aufgefallen war, dass trotz aller Werbungen die Angestellten in Apotheken bei Schnupfenwellen genauso betroffen waren wie sie, obwohl ihre Mittel doch angeblich prompt helfen sollten.

Auch bei ihr wirkte die Lösung besonders gut, wenn sie diese einsetzte, sobald die ersten Symptome auftraten. Sie erlebte das Niesen gelegentlich in milder Form und fand erwähnenswert, dass die Nasenschleimhäute nicht anschwollen, nachdem der Sekretfluss aufgehört hatte.

Sie sprühte zweimal pro Tag zwei Sprühstöße in jedes Nasenloch und beschloss, bei der Behandlung zu bleiben, da sie besser wirkte als alle vorher getesteten Methoden.

Fallbeispiel 3: Harnstoffperhydrat gegen Juckreiz im Ohr

Ein 70-jähriger Mann litt häufig unter Juckreiz am Ausgang des rechten Gehörganges und in der Ohrmuschel. Eine ärztliche Untersuchung zeigte eine Rötung, die in die Tiefe ging – es wurde jedoch keine mikrobiologische Analyse durchgeführt, obwohl Bakterien sowie pilzliche Erreger die Ursache hätten sein können. Ein handelsübliches Mittel gegen Pilze war ohne Wirkung geblieben.

Er wendete dann die 4%ige Lösung des Harnstoffperhydrats in 80%igem Glycerin an, indem er diese zweimal täglich sparsam mit dem Wattetupfer auftrug. Der Juckreiz ließ schnell nach; nach 14 Tagen war er zusammen mit der Rötung verschwunden. Die Symptome traten dann nicht wieder auf.

Fallbeispiel 4: Harnstoffperhydrat gegen Juckreiz im Ohr

Eine 65-jährige Frau hatte schon mehrere Jahre Probleme in beiden Ohrmuscheln: Gelegentlich traten in unterschiedlichem Stärkegrad Juckreiz und Rötungen auf. Dass auch schwache Rötungen vorlagen, wenn der Juckreiz längere Zeit abwesend war, ist ein Beleg dafür, dass chronische Prozesse zugrunde lagen. Hinzu kam, dass ihre Haut sehr trocken erschien, sodass sie zur Beeinflussung des Geschehens eine geeignete dermatologische Grundlage verwendete. Bei einer mikrobiellen Untersuchung konnte ein Candida-Hefepilz als Momentaufnahme festgestellt werden; ein Antimykotikum als Creme zeigte allerdings keine Wirkung.

Die Wende kam mit der 4%igen Lösung des Harnstoffperhydrats in 80%igem Glycerin: Sie applizierte die Lösung bei beiden Ohren in dünner Schicht mit einem Wattetupfer bis in oberflächliche Bereiche des Gehörganges und in die gesamte Ohrmuschel. Schnell trat Besserung ein und nach drei Wochen waren die Symptome völlig beseitigt. Seit dieser Zeit verwendet sie die Lösung gelegentlich zur Pflege weiter.

Genitalinfektionen

Schon vor 120 Jahren gab es verschiedene Versuche, Infektionen an den äußeren Genitalien – darunter der Primäreffekt der Syphilis und die Symptome bei Gonorrhoe (Tripper) – effektiv mit 3%iger Peroxidlösung zu behandeln. Ebenfalls wurde mehrfach in der amerikanischen Literatur bis 1900 erwähnt, dass mit der Lösung sehr erfolgreich die Vaginitis bzw. Vaginose (eine Entzündung mit quälendem Juckreiz der äußeren weiblichen Geschlechtsorgane) behandelt werden konnte. Bei dieser Krankheit gibt es neben dem Befall mit Streptokokken, anderen pathogenen Bakterien oder Hefepilzen sonst eher unspezifische Symptome bei meist älteren Frauen.

Im Jahre 2003 berichtete eine italienische Arbeitsgruppe erneut über eine sehr effektive Behandlung der geschilderten Symptome der Vaginitis, wobei es mit 3%iger Lösung innerhalb einer Woche zu schneller Heilung kam. Die Autoren um A. Cardone benannten begeistert die Überlegenheit dieser Therapie gegenüber bekannten Behandlungen und stellten heraus, dass diese nicht nur wirksam, sondern zudem nebenwirkungsfrei und kostengünstig sei. Auch wurde schnell die normale Scheidenflora mit physiologischem pH-Wert (schwach sauer) wiederhergestellt.

Im ersten Buch hatte ich bereits erwähnt, dass mit der 4%igen Lösung des Harnstoffperhydrats in Glycerin erstmals experimentell Veränderungen am Gebärmutterhals zurückgebildet werden konnten, die durch HPV-Viren bewirkt werden. Diese Veränderungen sind heute eine alleinige Domäne der Chirurgie – andere Arzneimittel existieren bisher nicht dafür! Dennoch wurde schon 1890 mit dem organischen Peroxid Glycozone in Glycerin auf Tampons erfolgreich behandelt, und die heutige Interpretation der Resultate lässt darauf schließen, dass sich auch mit dieser Methode die erwähnten Veränderungen am Gebärmutterhals zurückbilden.

Fallbeispiel 1: Vaginitis

Eine 61-jährige Frau litt schon lange unter Vaginitis und hatte es mit unterschiedlichsten antimikrobiellen Therapien und zusätzlicher Absenkung des pH-Wertes durch Milchsäure zur Wiederherstellung des natürlichen Scheidenmilieus versucht. Dabei hatte es durchaus Phasen gegeben, in denen kaum noch Symptome aufgetreten waren – doch bei Stress eskalierte die Krankheit erneut. Dies zeigt, dass die Erreger (Streptokokken, Hefepilze etc.) nicht vollständig eliminiert werden konnten.

Im nächsten Schritt ging sie dazu über, zweimal täglich die 3%ige Wasserstoffperoxidlösung aus der Apotheke auf einem Wattebausch anzuwenden.

Schnell trat Besserung ein, der Juckreiz und die Rötung verschwanden – und nach 14 Tagen waren keine Erreger mehr nachweisbar, was bei der behandelnden Ärztin große Verwunderung auslöste.

Die Frau behandelte weitere 14 Tage mit einer 1%igen Lösung. Danach war die quälende Krankheit geheilt, denn in einem Beobachtungszeitraum von zwei Jahren traten nie wieder Symptome auf.

Fallbeispiel 2: Vaginitis

Eine Frau in mittleren Jahren litt schon mehrere Monate unter Vaginitis, bei der Streptokokken nachgewiesen worden waren, aber auch andere Bakterien, die nicht spezifiziert werden konnten.

Verschiedene Mittel brachten wie im ersten Fallbeispiel verschiedene Besserungen, aber keinen nachhaltigen Erfolg.

Die Resultate der weiteren Behandlung waren ähnlich: Als sie die 3%ige Lösung zweimal täglich auf einem Wattebausch anwendete, trat rasch Besserung ein – zuerst verschwand der Juckreiz, dann die Entzündung und die Erreger. Nach zwei Wochen behandelte sie mit derselben Lösung nur noch einmal am Tag.

Dann war die Frau vollständig geheilt: Der pH-Wert erreichte wieder normale physiologische Werte und in einem einjährigen Nachbeobachtungszeitraum traten die Symptome nie wieder auf.

Fallbeispiel 3: Akute bakterielle Infektion

Bei einer 42-jährigen Frau wurde während der ärztlichen Untersuchung eine akute bakterielle Infektion (Vaginitis) diagnostiziert, allerdings ohne Erregernachweis (!). Daraufhin wendete sie gleich als Selbstbehandlung das 3%ige Peroxid an. Schon bei der einmal täglich durchgeführten Behandlung auf Watte machte die Therapie schnell Fortschritte. Nach 14

Tagen war die Infektion abgeklungen und in den nächsten Monaten traten nie wieder Symptome auf. Der sonst behandelnde Gynäkologe konnte nicht glauben, dass die Therapie so einfach verlaufen war.

Fallbeispiel 4: Gebärmutterhalsinfektion (PAP-IIID)

Bei einer jungen Frau wurde die virale Gebärmutterhalsinfektion als Stadium PAP-IIID diagnostiziert. Sie war verzweifelt, weil ihr prophezeit wurde, dass irgendwann ein chirurgischer Eingriff nötig werden würde.

Die Frau begann nun damit, einmal pro Tag auf einem Tampon die 4%ige Lösung des Harnstoffperhydrats in wasserfreiem Glycerin anzuwenden. Sie empfand die Behandlung als angenehm und es war keinerlei Reizung festzustellen.

14 Tage später erbrachte die Diagnose, dass sich das Akutstadium auf das weniger dramatische PAP-III-Stadium reduziert hatte. Nach weiteren drei Wochen Therapie waren die Viren vollständig eliminiert bzw. keine Veränderungen am Gebärmutterhals (PAP-I) mehr nachzuweisen.

Fallbeispiel 5: Gebärmutterhalsinfektion (PAP-IIID)

Eine 22-jährige Frau hatte eine Infektion am Gebärmutterhals im Stadium PAP-IIID. Auch ihr wurde ein chirurgischer Eingriff vorausgesagt, da man der Überzeugung war, dass es keine anderen therapeutischen Möglichkeiten gäbe.

Bei der Anwendung mit Harnstoffperhydrat auf Tampons wie im Fallbeispiel zuvor ergab sich ebenfalls eine dramatische Verbesserung nach vier Wochen: Das Stadium reduzierte sich auf PAP-II. Eine Nachbeobachtung war leider nicht mehr möglich, die Patientin wollte aber nach dem Umzug die Lösung noch drei Wochen lang weiter anwenden.

Fallbeispiel 6: Gebärmutterhalsinfektion (PAP-III)

Hier betraf die Infektion am Gebärmutterhals eine 26-jährige Frau mit dem diagnostizierten Stadium PAP-III. Sie verfuhr wie in Fallbeispiel 4 und 5, verwendete allerdings die normale 3%ige Peroxidlösung – und nach vierwöchiger Behandlung veränderte sich das Stadium zu PAP-II. Nach fünf weiteren Wochen der Therapie, in denen wie bei den beiden anderen Fällen keine Nebenwirkungen beobachtet wurden, heilte die Veränderung bis zum Stadium PAP-I aus.

Die beteiligten Diagnoseärzte konnten es nicht glauben, da sie solche Verläufe noch nie gesehen hatten: Bisher hatte sich die Infektion stets verschlechtert, sodass schließlich chirurgisch interveniert werden musste.

Dass mit den genannten Peroxiden scheinbar unaufhaltsame Verläufe aufgehalten werden konnten, zeigt das überragende Potenzial dieser speziellen Anwendung. Die eingangs erwähnten älteren Untersuchungen zum Glycozone lassen zudem darauf schließen, dass auch andere Peroxide für die lokale Behandlung infrage kämen.

Im Jahr 2016 wurden Versuche mit der stark ätzenden Trichloressigsäure bekannt, die in Kombination mit einem kleinen chirurgischen Eingriff lokal gegen die Veränderungen am Gebärmutterhals eingesetzt wurde. Natürlich sind solche mit größter Vorsicht durchgeführten Applikationen nicht vergleichbar mit den reizlosen, spezifisch gegen Viren wirksamen Peroxidlösungen, die bei allen Stadien der Veränderung verwendet werden können und denen meiner Meinung nach die Zukunft gehört.

Die Bekämpfung bereits bestehender Veränderungen am Gebärmutterhals als Krebsprophylaxe erscheint in ihrer Wichtigkeit vergleichbar mit der Impfung junger Mädchen, mit der eine Ansiedlung der Viren verhindert werden soll.

Wasserstoffperoxid-Infusionen

Besonders viele Anfragen gab es nach dem ersten Buch über die Einsatzmöglichkeiten und Erfahrungen mit dem injizierten Wasserstoffperoxid. Da einige Ärzte nachfragten, was historisch neben den bereits geschilderten Ausführungen noch bekannt sei, möchte ich diese hier um Erfahrungsberichte aus den vergangenen 30 Jahren ergänzen. Außerdem ist 2014 ein interessanter neuer Artikel von S. L. Weg zur Beeinflussung chronischer Schmerzzustände erschienen, auf den ich am Ende dieses Abschnitts näher eingehen werde.

Wie im Vorgängerbuch beschrieben, wurden schon 1919 in Indien während der Pandemie der „Spanischen Grippe" (1918–1920) von den britischen Militärärzten Oliver, Cantab und Murphy die ersten Erfahrungen mit Wasserstoffperoxid-Injektionen gemacht. Aus ihren Behandlungen schlossen diese Folgendes (Oliver et al., 1920):

1. Wasserstoffperoxid kann intravenös ohne Gasembolie gegeben werden.

2. Die Atemnot bessert sich oft markant.

3. Die Vergiftung wird in vielen Fällen überwunden.

4. Die Sterblichkeit (48 %) ist sehr vorteilhaft gegenüber den unbehandelten Fällen (80 %). Das ist besonders bemerkenswert, da wir nur die schwersten und als hoffnungslos eingestuften Fälle behandelten.

Charles H. Farr (1927–1998), von dem ebenfalls im ersten Buch die Rede war, hat dann das Verfahren in den 1980er Jahren umfassend bei verschiedenen Krankheiten untersucht. Er verwendete sehr geringe Konzentrationen von 0,03 bis 0,04 % und konnte belegen, dass die Anwendung sowohl wirksam als auch sicher ist. Farr (1987) führte aus:

> „Wir gaben intravenöse Infusionen bei einer Vielzahl von pathologischen Konditionen: Infektionen, allergische Reaktionen, Virusgrippe und andere toxische Phänomene zeigten allein durch die Infusionen, auch ohne weitere Behandlungen, eine schnelle Verbesserung des klinischen Befundes. Die intravenösen Injektionen bringen Sauerstoff in hochtoxisches Gewebe, wodurch Bakterien, Hefen, Viren, Protozoen und Parasiten abgetötet werden. Da es einen stimulierenden Effekt auf das Immunsystem hat, reagieren zusätzlich viele weitere pathologische Konstellationen auf die Peroxidtherapie."

Warnhinweis

Das Wasserstoffperoxid darf nur *in sehr geringen* Konzentrationen und *langsam* injiziert werden. Wenn das beachtet wird, kann die Anwendung inzwischen als sicher gelten. In dieser Form darf es allerdings allein durch medizinische Fachkräfte verabreicht werden – andere Versuche müssen dringend unterlassen werden!

Da hier nur minimale Mengen an Sauerstoff freigesetzt wurden, sollte klar sein, dass dieser nicht die Hauptwirkung ausmachen kann. Vielmehr ist anzunehmen, dass die Spurenmengen nach Art des im Körper selbst gebildeten Wasserstoffperoxids auf verschiedenen biochemischen Wegen wie bei der Stimulation des Immunsystems agieren.

Hier sind nun einige Beispiele über die Effektivität des Verfahrens bei verschiedensten Krankheiten.

Infektionen

Virusgrippe, auch mit bakterieller Zusatzinfektion

Wie schon bei den ersten Versuchen vor fast 100 Jahren in Indien herausgefunden wurde, erweist sich die Infusion des Peroxids als sehr wirksames Mittel, die Virusgrippe und bakterielle Zusatzinfektionen zu bekämpfen. Als kausale Therapie wirkt sie direkt und schnell gegen die Krankheitserreger, wie die Erfolgsberichte exemplarisch zeigen.

Fallbeispiel 1

Ein 67-jähriger Mann kam mit plötzlichen, starken Grippesymptomen in die Klinik, wobei hohe Temperatur, Schmerzen und Lungensymptome dominierten. Umgehend wurde er an den Tropf mit der Peroxidlösung angeschlossen. Am nächsten Tag war die Temperatur etwas gesunken und eine zweite Infusion wurde verabreicht. Noch bevor die Infusion beendet war, sank die Temperatur auf Normalniveau und blieb es. Am nächsten Tag waren alle Symptome verschwunden und er konnte entlassen werden.

Fallbeispiel 2

Eine junge Frau auf der Durchreise kam mit plötzlich aufgetretener Schwäche, Schmerzen und hohem Fieber als Grippepatientin in die Klinik. Die Augen waren stark gerötet.

Sie wurde an die Infusionslösung des Peroxids angeschlossen und die Genesung verlief ähnlich: Am nächsten Morgen waren etwa 90 % der Symptome weg und die Temperatur war stark gesunken – am dritten Tag waren dann alle Symptome verschwunden.

Dies sind nur zwei Beispiele von vielen. Warum diese Therapie dennoch so selten zum Einsatz kommt, kommentiert Douglass (1992):

> „Ich könnte viele dieser ‚Grippestorys' erzählen: am ersten Tag noch stark krank, am zweiten sind schon 90 % der Symptome beseitigt, am dritten tritt dann völlige Genesung ein. Niemals habe ich solche Verläufe bei irgendeiner anderen Therapie gesehen. Können Sie sich vorstellen, wie viel Arbeitsstunden gesichert würden, wenn sich die Therapie durchsetzen würde? Bayer, Aspirin und Co. würden sich sicher nicht freuen."

Varicella-Zoster-Virus (VZV) / Gürtelrose

Die Infusion des verdünnten Wasserstoffperoxids bewährte sich auch bei schweren Fällen von Gürtelrose, bei denen entlang der Nervenbahnen sehr schmerzhafte Herde in größerer Anzahl auftraten. Die neuralgischen Schmerzen können jahrelang anhalten.

Fallbeispiel 1

Ein 69-jähriger Mann hatte Herde auf der Schulter, im Genick und auf dem rechten Arm. Die Peroxidinfusionen schlugen schnell an und nach drei Tagen fühlte er sich zunehmend besser. Die bläulichen Gebiete trockneten schnell aus und heilten ab. Nach einer Woche war er ohne Beschwerden.

Fallbeispiel 2

Eine 55-jährige Frau hatte im Gürtelbereich eine akute Manifestation des Zosters, der starke Beschwerden hervorrief. Sie bekam eine Woche lang jeden Tag die Peroxidinfusion, und auch bei ihr ließen die Beschwer-

den bereits am dritten Tag nach. Am Ende der Behandlungszeit waren alle Beschwerden beseitigt.

Epstein-Barr-Virus (EBV) und Chronisches Erschöpfungssyndrom

In den letzten Jahrzehnten haben sich die Hinweise darauf verdichtet, dass bei dem überaus häufigen Chronischen Erschöpfungssyndrom neben anderen Erkrankungen wie Depression vor allem das Epstein-Barr-Virus eine bestimmende Rolle spielt. Es lässt sich nicht nur regelmäßig bei diesem Syndrom nachweisen, sondern eine Reihe von intravenösen Peroxidinfusionen führte stets dazu, dass sowohl Virus als auch Syndrom beseitigt wurden.

Fallbeispiel 1

Eine 56-jährige Frau litt seit etwa einem Jahr an dem Syndrom. Die alle drei Monate durchgeführten Laboranalysen zeigten jedes Mal den EBV-Erreger. Verschiedene Therapien zur „Stärkung“ schlugen fehl.

Sie erhielt über drei Wochen aller zwei Tage die intravenöse Infusion. Schon nach der zweiten Behandlung ging es geistig und körperlich aufwärts. Bald konnte sie längere Spaziergänge durchführen und hatte wieder Freude an solchen und ähnlichen Aktivitäten.

Unmittelbar nach der Behandlung und zwei Wochen später konnte der Erreger nicht mehr nachgewiesen werden. Eine Nachuntersuchung nach weiteren vier Monaten verlief ebenfalls negativ – die Patientin war geheilt.

Fallbeispiel 2

Ein 44-jähriger Mann litt schon einige Monate an dem Syndrom. Erst spät erfolgte nach einer erfolglosen Depressionsbehandlung die Laboruntersuchung und ergab einen signifikanten Titer von EBV.

Dann wurde mit der Peroxidinfusion begonnen, die er über drei Wochen täglich, jedoch nicht an den Wochenenden erhielt. Auch hier besserten sich die körperlichen Symptome schnell, was sich unmittelbar auf sein psychisches Wohlbefinden auswirkte. Nach der Therapie verlief der Virusnachweis negativ, genau wie bei den Nachuntersuchungen, die drei Monate und ein halbes Jahr später durchgeführt wurden.

Fallbeispiel 3

Das Erschöpfungssyndrom hatte bei einer 47-jährigen Frau recht unvermittelt begonnen und schon etwa zwei Jahre angehalten. Die Phasen hatten zwischen Perioden von Normalität und unvermittelten Schwächeanfällen gependelt, die einige Tage anhielten. Sowohl eine psychologische Behandlung als auch Antidepressiva hatten keine Wirkung erbracht. Schließlich ergab die Laboruntersuchung einen hohen Titer an EBV.

Die Peroxidinfusionen begannen mit Anwendungen aller drei Tage über einen Zeitraum von drei Wochen und wurden anschließend mit einer täglichen Applikation an fünf aufeinanderfolgenden Tagen komplettiert. Bei Laboruntersuchungen zwei Wochen und vier Monate nach der Therapie konnte kein Virus mehr nachgewiesen werden; die körperliche Gesundheit und das Wohlbefinden waren wiederhergestellt worden.

Hefeinfektionen

Hefeinfektionen sind weitverbreitet und können meist mit Nystatin oder anderen innerlich wirksamen Stoffen wie Nizoral effektiv behandelt werden. Bei manchen Patienten schlägt jedoch keine Behandlung an, und gerade bei geschwächten und alten Patienten stellen diese Infektionen ernsthafte Probleme dar – vor allem auch bei denen, die Chemotherapie erhalten oder auf Intensivstationen behandelt werden müssen.

Fallbeispiel 1

Eine Frau im Alter von 34 Jahren zeigte eine Entwicklung, die typisch für das Krankheitsbild der innerlichen Candida-Infektionen ist: Die Symptome begannen, nachdem sie lange wegen einer Lungeninfektion Antibiotika nehmen musste; danach entwickelten sich chronische Hefeinfektionen der Vagina, Schwäche, Konzentrationsschwierigkeiten, Arthritis und Kopfschmerzen. Alle Therapien schlugen nicht dauerhaft an. Es gab zwischendurch zwar Phasen mit Besserung, die aber schnell vorbei waren. Am Ende konnte sie sich kaum noch selbst behelfen und wurde völlig abhängig von ihrer Mutter.

Dr. Farr behandelte sie mit der intravenösen Infusion von Wasserstoffperoxid – und nach nur zwei Behandlungen stieg ihre Aufmerksamkeit und die Kräfte kehrten zurück. Langsam stellten sich auch Zuversicht und Wohlbefinden wieder ein. Nach acht Behandlungen wurde sie das erste Mal seit acht Jahren frei von Symptomen. Ein zwei Monate nach der Therapie durchgeführter Hauttest zeigte kaum noch eine Allergie gegenüber Hefen, und die Hefeinfektion trat anschließend nie wieder auf.

Fallbeispiel 2

Ein 60-jähriger Mann hatte nach einem Krankenhausaufenthalt mit nötiger Antibiotikatherapie und mehreren Katheteruntersuchungen ebenfalls eine Hefeinfektion entwickelt. Auch hier schlugen keine Behandlungen an, die Candida-Art konnte eindeutig und chronisch nachgewiesen werden. Er entwickelte Schwäche und eher unklare Symptome mit wechselnden Gliederschmerzen.

Nach sechs Behandlungen mit den Peroxidinfusionen schwanden die Beschwerden und der Hefenachweis verlief dann negativ, auch bei einem erneuten Test nach vier Monaten. Er war ebenfalls dauerhaft geheilt.

Allergien

Dr. Farr machte vor über 30 Jahren die erstaunlichen klinischen Beobachtungen, dass die Infusionen auch die Sensitivität des Körpers gegenüber Pollen (Heuschnupfen) und anderen Allergenen (z. B. aus der Nahrung) senken. Er verzeichnete in diesem Zusammenhang eindrückliche Erfolge bei allergischer Bronchitis, Asthma und chronischer Sinusitis. Die Arbeitsgruppe untersuchte daraufhin die Serumtiter der verschiedenen Immunglobuline und entdeckte Veränderungen, die auch andere Untersucher feststellten: Man fand heraus, dass die T- und B-Zellen von der Peroxidtherapie gestresst werden, woraufhin die übrig gebliebenen T-Zellen resistent gegenüber sekundärem oxidativen Stress wurden, während die B-Zellen fragil blieben.

Es ist noch unklar, warum die Sensibilität gegenüber Allergenen stark sinkt. Man vermutet, dass die neu gebildeten jungen T- und B-Zellen noch nicht mit den Stoffen in Kontakt gekommen sind und daher „jungfräulich“ ihre Körperfunktionen beginnen. Doch wie immer ist die Biochemie extrem komplex – wichtig ist vor allem, dass die Therapie eindeutige Erfolge ohne wesentliche Nebenwirkungen zeigt. Die folgenden Beispiele illustrieren das Potenzial dieser einfachen ärztlichen Maßnahme.

Fallbeispiel 1: Heuschnupfen und leichte Asthmaanfälle

Eine 50-jährige Frau hatte schon viele Jahre regelmäßig Heuschnupfen, den sie sehr belastend empfand; zuletzt waren noch leichte Anfälle von Asthma hinzugekommen.

Noch vor der Allergiesaison wurde im Januar mit einer ganzen Serie von Peroxidinfusionen begonnen: Zunächst wurde fünf Behandlungstage lang täglich die Infusion verabreicht, in drei Folgewochen wurde dann nur noch jeden zweiten Tag behandelt. Die Wochenenden wurden jeweils ausgelassen.

Das Ergebnis konnte sich sehen lassen: Im Behandlungsjahr traten weder Heuschnupfen noch Asthma auf. Leider gab es aufgrund eines Umzuges der Patientin keine Rückmeldungen über das Geschehen in den Folgejahren.

Fallbeispiel 2: Heuschnupfen und Pollensensitivität

Ein 45-jähriger Mann litt ebenfalls schon einige Jahre an Heuschnupfen und es bestand eine Sensitivität gegenüber mehreren Pollenarten. Seine Behandlung fand im Dezember statt.

Die Infusionen wurden ähnlich wie im ersten Fallbeispiel verabreicht: fünf täglich verabreichten Infusionen folgten vier Wochen Behandlung aller drei Tage.

Auch hier erfolgte eine Heilung von Heuschnupfen, der die nächsten Jahre nicht mehr auftrat.

Fallbeispiel 3: Chronische Sinusitis

Eine 30-jährige Frau hatte eine lange Geschichte von chronischer Sinusitis hinter sich. Behandlungsversuche hatten manchmal zur Verbesserung geführt, jedoch konnte keine dauerhafte Heilung erreicht werden.

Die Behandlung mit den Infusionen wurde im Oktober durchgeführt. Über drei Wochen wurde alle zwei Tage therapiert; danach vier Tage in Folge.

Die Sinusitis war geheilt und trat nie wieder auf.

Eine Nachbemerkung: Farr hatte auch das Antikörpergeschehen bei Autoimmunerkrankungen untersucht und konnte nach einer Serie von zehn Peroxidinfusionen bei rheumatoider Arthritis, Lupus und Sklerodermie *in jedem Fall* keine Antikörper mehr feststellen. Diese Beobachtung bestätigt die Theorie, dass die neuen T- und B-Zellen keine speziellen Antikörper mehr bilden. Die Modifikation der zirkulierenden Immunglobuline, de facto ihre Abnahme, korreliert mit der klinischen Verbesserung in den geschilderten Fallbeispielen.

Herz-Kreislauf-Beschwerden

Die Arbeitsgruppe um Farr sowie andere Forscher fanden auch bei Herz-Kreislauf-Beschwerden ein großes Potenzial der Infusionen. Man entdeckte übereinstimmend, dass sich durch diese Anwendungen die Plaques der fortgeschrittenen Arterienverkalkung bei den großen Gefäßen wie der Aorta beseitigen lassen. Dies geschah unter anderem durch direkte Infusionen in die Arterien (intraarteriell).

Diese beachtenswerten Resultate kann man teilweise auf die Erweiterung der Gefäße, aber auch auf die biochemische Beeinflussung von

Entzündungsfaktoren zurückführen. Durch die Gefäßerweiterung verringert sich der Gefäßwiderstand und die Herzfrequenz sinkt, während sich gleichzeitig das Schlagvolumen des Herzens erhöht. Ein anderes Problem ist, dass es nach einem Herzinfarkt zu plötzlichem und lebensgefährlichem Kammerflimmern kommen kann. Hier sollen Sauerstoffmangel und Entzündungen eine entscheidende Rolle spielen, weshalb auch Kammerflimmern mit sofortigen Peroxidinfusionen verhindert werden konnte.

Fallbeispiel 1: Tierversuche

Zunächst wurden von Dr. Farr und Kollegen Tierversuche an den riesigen Neuseeland-Kaninchen durchgeführt, die bis zu sieben Pfund wiegen. Bei Unterbrechung der Sauerstoffzufuhr starben diese nach spätestens zwölf Minuten an einem Herzinfarkt. Bekamen diese Tiere aber per intraarterieller Infusion das Wasserstoffperoxid direkt in die Herzarterien, dann trat der Herzinfarkt erst nach zwei Stunden ein.

Bei weiteren Versuchen an diesen Kaninchen wurden deren Koronararterien teilweise blockiert, was normalerweise nach zehn Minuten zu Kammerflimmern und Tod führte. Die Injektion des Peroxids in eine periphere Vene beendete die Störung des Herzschlages und auch der Blutdruck wurde wieder normal. Man musste das Peroxid nicht einmal in den Blutstrom injizieren: Es reichte aus, es direkt auf den Herzmuskel zu tropfen, um den Tod des Kaninchens zu verhindern.

Versuche mit Schweinen, die den Menschen von allen Versuchstieren am ähnlichsten sind, verliefen analog. Da gab es sehr eindrucksvolle Fälle, bei denen Schweinen, deren Herz gerade zu schlagen aufgehört hatte und bei denen kein Blutdruck mehr nachweisbar war, das Peroxid direkt auf das Herz appliziert wurde – mehr als die Hälfte der Tiere überlebte.

Daraufhin wurde das Verfahren an Patienten angewendet und neben der intravenösen Anwendung brachten auch die genannten intraarteriellen Infusionen beeindruckende Erfolge.

Fallbeispiel 2: Arterienblockade im Genick

Eine 57-jährige Frau hatte einen Schlaganfall überlebt, der durch die Blockierung einer Hauptarterie im Genick entstanden war. Die Chirurgen hatten schnell operiert und einen beeindruckenden Erfolg erreicht. Neun Monate später aber zeigten Röntgenaufnahmen erneut eine Arterienblockade im Genick an.

Da die Hoffnung bestand, dass die Peroxidinfusionen die kleinen Arterien in der Tiefe der Muskeln und Knochen erreichen können, wurden der Frau 100 Infusionen in 28 Tagen verabreicht, weitaus mehr als sonst üblich waren. Innerhalb einer Woche normalisierten sich ihre Koordination und Sprache; auch konnte sie wieder sitzen, ohne zu zittern.

Zudem verbesserten sich ihre Blutwerte in der Richtung, dass mehr rote Blutkörperchen gebildet wurden – ein positives Phänomen, das sehr überraschend war und völlig unerklärbar ist, aber interessante Anwendungen bei Leukämien ergeben könnte.

Nach der Behandlung konnte durch Röntgen nachgewiesen werden, dass die vorher schon weitgehend geschlossene Arterie wieder offen war. Bei diesem sonst völlig hoffnungslosen Fall hätte sich niemand in der etablierten Forschung vorstellen können, dass einfache Peroxidinfusionen derart dramatische Erfolge erzielen können.

Fallbeispiel 3: Arterielle Blockaden in den Beinen und den Herzkranzgefäßen

Ein 67-jähriger Mann hatte schwere Blockaden der Arterien in den Beinen und in den Herzkranzgefäßen. Sowohl in den Beinen als auch am Herzen waren bereits Bypassoperationen durchgeführt worden und er war schwerstkrank. Seinem Körpergewebe fehlte überall Sauerstoff. Am linken Bein hatte er Gangrän, sodass der Chirurg eine Amputation abwärts des Knies plante.

Dr. Farr und seine Arbeitsgruppe versuchten es mit der intravenösen Infusion, die drei Wochen lang täglich durchgeführt wurde. Schon 24 Stunden nach der ersten Infusion waren die Schmerzen im Bein gemildert und nach der vierten Anwendung nahezu beseitigt. Die Entzündung in den Beinen ging schnell zurück und er konnte wieder ohne Krücken gehen. Das Bein war gerettet; lediglich ein Zeh musste amputiert werden. Die Arteriosklerose ging immer mehr zurück. Die Wirkung war hier überragend und wurde als Wunder bezeichnet.

Krebs

Im ersten Buch habe ich bereits erwähnt, welche Bedeutung Wasserstoffperoxid und seinen organischen Abkömmlingen künftig in der Krebsbehandlung zukommen könnte. Hier spielen verschiedene, oft noch weitgehend unverstandene Mechanismen eine Rolle – etwa die zusätzliche Sauerstoffzufuhr im Sinne der Warburg-Hypothese, die Sensibilisierung von Tumoren gegenüber anderen Antikrebsmitteln wie Strahlung oder die Stimulierung des Immunsystems.

Letzteres wurde übrigens regelmäßig von der Arbeitsgruppe um Farr nachgewiesen, wenn diese diverse Infusionen des Wasserstoffperoxids verabreichte. Diese Immunstimulation mittels H_2O_2 ist heute durch die Entwicklung der äußerst teuren Biologika hochaktuell.

Hier sind nun einige Beispiele für die einfache und effektive intravenöse Anwendung bei Krebs.

Fallbeispiel 1: Melanom am Bein

Bei einem 55-jährigen Mann wurde ein Melanom am rechten Bein diagnostiziert, das schon recht invasiv an der Hautstelle war und sofort operiert wurde. Obwohl keine Metastasen feststellbar waren, ist – vor allem beim Überschreiten bestimmter Größen – die Gefahr groß, dass sich diese später dennoch bilden.

Zwei Tage vor der Operation wurden die Infusionen des Wasserstoffperoxids begonnen und für vier Wochen täglich fortgesetzt. Die Operationswunde heilte außergewöhnlich schnell und die regelmäßig durchgeführten Tests zum Immunstatus zeigten einen hohen Level an. In den nächsten fünf Jahren konnten keinerlei Zeichen von bösartigen Neubildungen festgestellt werden.

Fallbeispiel 2: Karzinom an Schleimhäuten

Ein 88-jähriger Mann entwickelte ein Karzinom auf der linken Seite an den Schleimhäuten im Kopfbereich, das sich wahrscheinlich aufgrund seines regelmäßigen Kautabakkonsums entwickelt hatte. Dieser gewöhnlich nach 12 bis 16 Monaten tödlich endende Tumor wurde behandelt, indem die Arterie im Genick, die in das Gebiet führt, mit Wasserstoffperoxid infundiert wurde. Über sechs Wochen wurden insgesamt 20 Behandlungen durchgeführt. Nach sechs Jahren lebte der Mann immer noch – und keine Zeichen des Krebses waren nachweisbar.

Fallbeispiel 3: Adenokarzinom und Metastasen in der Lunge

Ein 72-jähriger Mann war langjähriger Raucher und hatte eine Vielzahl ernster gesundheitlicher Probleme, darunter Bluthochdruck, starke Arterienverkalkung, Durchblutungsstörungen und kleine Schlaganfälle. Vor fünf Jahren war am unteren Teil der linken Lungenlappen ein kleiner Krebs (Adenokarzinom) chirurgisch entfernt worden. Seine Atmung war stark eingeschränkt; diese Beschwerden wurden schließlich als Lungenkrebs mit Metastasen diagnostiziert.

Aufgrund der Schwere der Krankheiten bekam er am ersten Tag zwei Infusionen der intravenösen Peroxidanwendung wie gewöhnlich am Arm. In den nächsten drei Tagen verfärbte sich das Bein von bläulich (sehr schlecht durchblutet) zur normalen Hautfarbe, der Schmerz blieb aber. Nach drei Monaten und 17 Infusionen mit dem Peroxid fühlte er sich besser, auch war der dramatische Gewichtsverlust gestoppt worden, den er zuvor erlebt hatte.

Trotz der Anregung des Arztes wollte er jetzt nicht mehr behandeln und kam erst fünf Monate später wieder. Daraufhin erhielt er in den nächsten fünf Monaten weitere 13 Infusionen – weniger, als der Arzt applizieren wollte. Der Patient meinte, dass die Menge für sein verbessertes Kreislauf- und Krebsgeschehen mit starker Rückbildung ausreichen würde. Er starb dann einen Monat nach der letzten Behandlung.

Das Bemerkenswerte an dem als völlig hoffnungslos eingeschätzten Fall war, dass er noch 15 Monate länger lebte, als übereinstimmend von mehreren Ärzten prognostiziert worden war.

Fallbeispiel 4: Lymphom im Magen

Ein Mann von über 60 Jahren bekam plötzlich massives Magenbluten, das zuerst als durchgebrochenes Magengeschwür diagnostiziert wurde.

Eine nähere Untersuchung ergab eine Masse im Magen, die als großzelliges Lymphom klassifiziert wurde – der Krebs hatte die Größe einer Grapefruit!

Der Mann begann mit herkömmlicher Chemotherapie und kombinierte diese mit den intravenösen Peroxidinfusionen, zuerst täglich und dann dreimal pro Woche. Die Peroxidinfusionen wurden vor der Chemotherapie begonnen, dann begleitend durch- und auch noch nach deren Beendigung fortgeführt.

Erstaunt stellte der Patient fest, dass bei der kombinierten Therapie die Chemotherapie keine Nebenwirkungen hatte. Wenn er hingegen nur die Chemotherapie bekam, wurde ihm prompt übel, er musste sich übergeben, fühlte sich stark depressiv und lag nur im Bett. Auch führte die Chemotherapie wie üblich zu Haarausfall, was deren Toxizität zeigt – bei alleiniger Anwendung von Peroxidinfusionen wurde Haarausfall hingegen noch nie beobachtet.

Sieben Wochen nach der ersten Untersuchung wurde eine weitere durchgeführt. Zum Erstaunen der Ärzte war die Tumormasse komplett verschwunden, als ob nie ein Lymphom vorgelegen hätte. Jeder Facharzt muss hier zugeben, dass eine reine Chemotherapie nie ein solches Resultat erbringen könnte. Auch viereinhalb Monate später blieb das Analyseergebnis negativ. Der Mann begann trotz seines Alters wieder voll zu arbeiten und zeigte in den nächsten Jahren keinerlei Anzeichen von Krebs – nichts deutete darauf hin, dass er je so schwer erkrankt gewesen war.

Operationswunden

Durch das Zusammenwirken der bekannten Heilungsfaktoren Durchblutungsförderung, Sauerstoffabgabe, Immunstimulation und Bekämpfung von – auch multiresistenten – Erregern ist H_2O_2 als intravenöse Infusion auch sehr sinnvoll bei der Behandlung von Operationswunden.

Im Gegensatz zur Lokaltherapie, die natürlich ebenfalls nicht vernachlässigt werden sollte, werden durch die Infusion weit mehr Bereiche im Körper und eben auch innere sowie mehrere Wunden gleichzeitig erreicht. Es folgen einige Beispiele für die Wirksamkeit des Verfahrens.

Fallbeispiel 1

Eine 65-jährige Frau wurde einer Gallenoperation unterzogen. Trotz fehlender Risikofaktoren vor der Operation und lokaler Therapie traten Wundheilungsstörungen auf – die Wunde heilte nicht. Nach einer Woche wurde begonnen, täglich eine Infusion des Peroxids zu verabreichen. Zwei Tage später veränderte sich die Wunde und begann zuzuheilen. Insgesamt wurden sieben Infusionen durchgeführt, bis der normale Wundheilungsprozess eingeleitet war.

Fallbeispiel 2

Ein 56-jähriger Mann musste sich einer schweren Operation im Bauchraum unterziehen. Als Vorerkrankungen waren Bluthochdruck und eine leichte Herzschwäche vorhanden, die behandelt wurden. Die Operation verlief erfolgreich, doch traten danach ebenfalls Wundheilungsstörungen auf. Begünstigend dafür konnte sicher auch das vorliegende Übergewicht sein.

Nachdem die Wundheilung auch nach einer Woche noch nicht eingesetzt hatte, wurde mit täglichen Peroxidinfusionen begonnen. Am dritten Tag waren eindeutige Zeichen für eine positive Veränderung der Wunde sichtbar, und nach 14 Behandlungstagen war die Wundheilung im Wesentlichen abgeschlossen.

Knochenbrüche

Wundheilungsstörungen nach Knochenbrüchen sind ein bedeutendes Problem in der Orthopädie, das besonders bei älteren Patienten auftritt. Die beiden folgenden Beispiele stehen stellvertretend für viele andere Fälle, in denen Knochenbrüche effektiv mittels Peroxidinfusionen behandelt werden konnten. Sie zeigen, dass die einfache Infusionsmethode wirksamer ist, weil im Körper mehr biochemische Vorgänge positiv beeinflusst werden als durch das Sauerstoffüberdruckverfahren, das wegen der technisch aufwendigen Apparate nur an wenigen Patienten angewendet werden kann. Auch hier zeigt sich wieder einmal das zum großen Teil ungenutzte Potenzial des Wasserstoffperoxids.

Fallbeispiel 1

Ein älterer Patient bekam zur Behandlung von Angina pectoris, unkontrolliertem Diabetes und Schwächezuständen mehrfach Peroxidinfusionen. Nach einer Behandlungsserie waren der Diabetes unter Kontrolle gebracht, die Angina-pectoris-Anfälle und Schmerzen verschwunden und die Energie dramatisch angestiegen.

Als „Beibefund“ ergab sich dann aber, dass während der Behandlung auch ein Armbruch wieder verheilt war, der schon zwei Jahre bestanden hatte! Diese Heilung wurde von den beteiligten Ärzten als Sensation empfunden. Zwar war schon bekannt, dass in Überdruckkammern mit Sauerstoff auch manche alte Fraktur wieder zusammenwachsen konnte – doch hier hatte man denselben Effekt ohne teure technische Apparate durch ein rein innerliches Verfahren erreicht.

Fallbeispiel 2

Eine 38-jährige Frau brach sich bei einem Skiunfall das linke Bein. Entgegen der ärztlichen Prognose und den eigenen Wünschen heilte der Bruch viele Wochen lang nicht. Schließlich wurde mit täglichen intravenösen Anwendungen des Wasserstoffperoxids begonnen – und nach vier Wochen war die Knochenheilung abgeschlossen.

COPD

Im ersten Buch hatte ich bereits die chronisch obstruktive Lungenerkrankung (COPD) angesprochen, die sich vor allem bei Rauchern aus der einfachen chronischen Bronchitis entwickeln kann und inzwischen zu einer Volkskrankheit geworden ist. Bei der COPD werden Lungenstrukturen zerstört, das Atemvolumen nimmt immer mehr ab, Krankheitserreger können sich ansiedeln und die Betroffenen sitzen schließlich mit Sauerstoffbeatmung im Rollstuhl. Douglass (1992) beschreibt seine eigenen Erfahrungen so:

> „Für einen Arzt gibt es nichts Frustrierenderes, als einen Patienten mit COPD zu sehen, der in die Praxis wankt oder später mit dem Rollstuhl nebst Sauerstoffgerät hineingeschoben wird. Solche Patienten sind gewöhnlich emotional und körperlich ausgezehrt, da sie nichts essen können, wenn die Atmung nicht funktioniert, haben ein bläuliches Gesicht und ringen nach Luft."

Die konventionelle Behandlung der aufgeblähten Lungenbläschen (Emphyseme) ist nur symptomatisch und regelmäßig auftretende Infektionen müssen mit Antibiotika behandelt werden.

Auch hier wurden die Peroxidinfusionen von mehreren Arbeitsgruppen mit Erfolg angewendet. Obwohl die Fallzahl bis heute noch recht klein ist, erwähnten die behandelnden Therapeuten schon vor Jahren, dass die chronische Lungenerkrankung sicher eine der Indikationen darstellt, bei der die Infusionen die eindrucksvollsten Wirkungen überhaupt zeigen können.

Hier sind zwei Erfahrungen bei dieser sehr schweren Erkrankung.

Fallbeispiel 1

Herr R. D. hatte ein terminales Emphysem, saß im Rollstuhl und bekam den Sauerstoff durch die Nase appliziert. Er hatte bereits mehrfache Lungenentzündungen durchgemacht und seine blauen Lippen zeigten den hoffnungslosen Zustand an.

Als mit den Peroxidinfusionen begonnen wurde, setzte bei der ersten Behandlung wie bei allen Lungenerkrankungen nach zehn Minuten zunächst starker Husten ein, bei dem große Mengen an Schleim freigesetzt wurden. Nach der dritten Behandlung hatte er leichte Atembeschwerden, die dadurch beseitigt wurden, dass die Infusionsmenge auf die Hälfte reduziert wurde. Als die vierte Behandlung abgeschlossen war, unterbrach er die Sauerstoffzufuhr durch die Nasenkanüle und stand aus dem Rollstuhl auf. Seine Gesichtsfarbe wurde rosig und er konnte erstmalig wieder im Bett schlafen, auch kehrte sein Appetit zurück und er nahm acht Pfund zu. Eine solche Verbesserung wird sonst nie bei Patienten in diesem Stadium des Emphysems beobachtet.

Nachbemerkung zu diesem Fallbeispiel: Der starke Husten ist jedes Mal zu beobachten, wenn bei Lungenerkrankungen mit Infusionen behandelt wird. Unterbricht man die Infusion, setzt der Husten schlagartig aus; legt man sie wieder an, beginnt er von Neuem. Derselbe Reiz ist bei Einsatz des Peroxidsprays gegen Bronchitis bekannt, wo er allerdings schwächer auftritt. Farr nannte dieses Phänomen den „Alka-Seltzer-Effekt“: Ähnlich der (Kohlendioxid-)Blasenbildung beim Auflösen der Tabletten in Wasser scheint hier der Sauerstoff zwischen den Membranoberflächen und dem Schleim fein zu „blubbern“ und so den Auswurf zu veranlassen. Ist dieser abgehustet, lässt auch der Reiz nach.

Fallbeispiel 2

Die Patientin C. G. hatte eine lange Geschichte der Krankheit. In der Klinik vermittelte sie das Bild des schnellen Abbaus, hustete chronisch mit Auswurf und hatte blau gefärbte Lippen.

Schon nach den ersten paar Minuten der Peroxidinfusion begann sich ebenfalls der starke Husten mit sehr viel Auswurf einzustellen. Auch hier konnten bei Unterbrechung des Eintropfens diese Erscheinungen unterbrochen werden, stellten sich aber bei Fortführung der Infusion wieder ein.

Der Patientin ging es zunehmend besser, wobei als Begleiterscheinung weitere Krankheitszustände positiv beeinflusst wurden: Sie hatte seit mehr als zwei Jahren an chronischem Durchfall gelitten, der genauso geheilt wurde wie ihre Arthritis und der Muskelschmerz.

Bei diesen erfolgreichen Behandlungen der COPD drängt sich der Gedanke auf, dass Frühstadien der Erkrankung durch intravenöse Infusionen des Wasserstoffperoxids in ihrer Entwicklung aufgehalten und Patienten dauerhaft geheilt werden können.

Chronische Schmerzzustände

Abschließend soll hier noch ein weiterer wichtiger Aspekt der Wasserstoffperoxid-Infusionen behandelt werden, der in einem umfangreichen Forschungsartikel von 2014 durch S. L. Weg dargestellt wurde. Schon immer war nämlich bei den Behandlungen aufgefallen, dass sich neben den angestrebten Wirkungen ein psychischer Zustand mit leichter Euphorie und oft starker Schmerzreduktion einstellte, was natürlich sehr förderlich war. Weg untersuchte daher die Wirkung der Infusionen bei chronischem, kaum beeinflussbarem Schmerz, ohne dass ein Hintergrund von Krebs oder anderen potenziell tödlichen Krankheiten vorlag.

Die Patientengruppe umfasste 78 Personen im Alter von 20 bis 74 Jahren mit starkem Schmerz unterschiedlicher Genese: Zystitis, sonst unbeeinflussbarer Rücken- und Kopfschmerz, Arthritis, multiple Sklerose und andere Nervenbeschwerden. Alle erhielten eine Serie an Injektionen, bei denen exakt die Mengen und Methode der Arbeitsgruppe um Farr eingehalten wurden: Verabreicht wurden 250 Milliliter einer 0,03%igen Wasserstoffperoxidlösung als sehr langsame Infusion. Meist erhielten die Probanden im Schnitt neun Wochen lang eine Infusion wöchentlich. Anschließend beantworteten 54 Patienten mit insgesamt 503 Infusionen einen sehr umfassenden Fragebogen.

Auffällig bei diesen Patienten war, dass Laborbefunde stets das zusätzliche Vorhandensein verschiedener Erreger nachgewiesen hatten: Sei es im Harn, aus Abszessen, aufgrund alter Wunden oder da generell lokale oder systemische Infektionen vorlagen. Daher traten bei den Behandlungen zuweilen anfänglich Symptome auf, die wie schnell vorübergehende, milde grippale Infektionen imponierten – ein Zeichen, dass Erreger zerfallen und Toxine freisetzen.

Bei den Auswertungen ergab sich als überwältigendes Ergebnis, dass etwa 70 % der Patienten mehr als nur leichte Verbesserungen des vorherigen Zustandes erfahren hatten. 85 % benötigten weniger herkömmliche Arzneimittel oder diese schlugen erst nach der Behandlung an. Eine Fortsetzung der Infusionstherapie wünschten sich 96 % der Patienten! Wichtig anzumerken wäre hier noch, dass die Wirkung unabhängig von der Art und Genese der Schmerzzustände auftrat.

Die Ergebnisse der Studie werden in den folgenden sieben Punkten zusammengefasst:

1. Reduktion des Schmerzes
2. Reduktion der Anwendung klassischer Schmerzmittel
3. Verbesserung der Körperfunktionen
4. Beseitigung der Depression
5. Verbesserung der mentalen Aufmerksamkeit (Verbesserung der Sinnesfunktionen)
6. Verbesserung der Gesundheit und des Wohlbefindens
7. Hohe Zufriedenheit mit der Therapie und Wille zur Weiterbehandlung mit den Infusionen

Bemerkenswert sind zudem die Schlüsse, die der Autor zur Herkunft der Schmerzzustände zog. Da er parallel zur Schmerzbehandlung festgestellt hatte, dass die Erreger stark reduziert oder gänzlich beseitigt wurden, stand für ihn fest, dass Schmerzzustände wesentlich durch die verschiedenen Erreger mitverursacht oder gänzlich von diesen Infektionen verursacht werden. Weitere Hinweise liefern für ihn analoge Arbeiten, die er in seiner Studie zitiert: Bei diesen nämlich wurde nach Therapien mit Antibiotika ebenfalls eine Reduktion „anderer" Schmerzzustände erreicht.

Der Forschungsartikel von Weg zeigt, dass das Peroxid in der komplexen Biochemie neben der Durchblutungsförderung und Verbesserung des Immunstatus noch weitere nützliche Funktionen hat und ihm eine beachtliche Zukunft in der Schmerztherapie vorausgesagt werden kann.

Orale Anwendung

Grundsätzlich ist festzuhalten, dass die Infusionen des Wasserstoffperoxids schneller und stärker wirken als die orale Verabreichung kleiner Mengen der Substanz. Der Grund ist sicher der, dass das Peroxid bei Infusionen direkt in die Blutbahn gelangt, wo man sofort biochemische Änderungen messen kann – dadurch ist auch schneller feststellbar, ob und wie die Therapie bei den betreffenden Krankheiten wirkt. Im Gegensatz dazu treten die Veränderungen bei oraler Verabreichung nur allmählich auf, sodass eine etwaige Wirkung erst später eintritt und festgestellt werden kann. Daher ist es – wie der eben aufgeführte Abschnitt zur Schmerzbekämpfung illustriert – stets möglich, statt der langsamen oralen Anwendung auf in größeren Abständen verabreichte Infusionen zurückzugreifen.

Der erste prominente Befürworter der Wirksamkeit der oralen Aufnahme des H_2O_2 war der weltberühmte Herzspezialist Christiaan N. Barnard (1922–2001), ein Südafrikaner, der die weltweit erste erfolgreiche Herztransplantation durchführte. Er schrieb in einem Brief vom 10. März 1986:

> „Es ist wahr, dass ich von der Arthritis genesen bin und dies dadurch bewirkt wurde, dass ich mehrmals am Tag Wasserstoffperoxid angewendet habe. Ich habe von dieser Behandlung von Herrn Walter Grotz erfahren."

Walter Grotz hatte sich durch einen Eigenversuch innerhalb von sechs Wochen von Arthritis geheilt und danach im Ruhestand unermüdlich Ärzte und medizinische Laien von der Einnahme des Peroxids überzeugt. Hier sind einige Beispiele für den Erfolg der oralen Therapie. Bei allen folgenden Erfahrungsberichten wurde es wegen möglicher Wechselwirkungen mit Nahrungsbestandteilen immer auf weitgehend nüchternen Magen verabreicht.

Fallbeispiel 1: Schwächezustände, Vaginal- und Hautinfektionen

Eine 56-jährige Frau litt unter verschiedenen Beschwerden, die periodisch wechselnd auftraten: Schwäche, Vaginalinfektionen (Hefe, Bakterien) und lokale Hautinfektionen (Kokken). Letztere hatte sie bereits erfolgreich mit 3%iger Lösung behandelt.

Dann begann sie damit, dreimal täglich ein Glas Wasser zu trinken, in dem fünf Tropfen 30%iges Wasserstoffperoxid gelöst waren. Bei fünf Tropfen war der Geschmack noch erträglich, Versuche mit 15 Tropfen pro Glas mussten aber abgebrochen werden, weil er nicht mehr tolerierbar war. Zunehmend überwand sie ihre Schwäche, auch die Infektionen traten seltener auf. Insgesamt hielt sie über ein Jahr einen Modus von drei Wochen Anwendung und vier Wochen Pause ein.

Anschließend waren die Probleme beseitigt und es traten weder Schwäche noch weitere Infektionen auf.

Fallbeispiel 2: Arteriosklerose, Bluthochdruck, hoher Blutzucker

Ein 67-jähriger Mann litt unter Arteriosklerose und Bluthochdruck. Zusätzlich lag sein Blutzuckerwert im Grenzbereich zur Krankheit, was aber möglicherweise durch die verwendeten Betablocker und andere Herz-Kreislauf-Mittel bewirkt wurde. Erwähnt werden sollte noch, dass er das niedrig dosierte Aspirin zur Blutverdünnung einnahm und bei mäßiger körperlicher Belastung Atemnot und Schwäche auftraten.

Er hatte von der Peroxidanwendung erfahren und fragte vorsichtig beim Arzt nach, was er darüber denken würde. Natürlich gab es eine Absage, jedoch wurde schnell klar, dass dieser noch nie davon gehört hatte.

Der Mann begann mit 50 Tropfen der 3%igen Lösung aus der Apotheke in einem Glas Wasser. Zunächst trank er ein solches Glas nur einmal am Tag, nach drei Wochen steigerte er die Dosis auf zwei Gläser täglich und nach weiteren vier Wochen schließlich für zwei Monate auf drei Gläser täglich. Es war für ihn unglaublich, dass er immer mehr an Kraft und Lebensfreude gewann, weshalb er die letzte Dosierung (drei Gläser) für die nächsten zehn Monate beibehielt.

Bei den ärztlichen Konsultationen riefen die Veränderungen zunehmend Verblüffung hervor, wurden aber zögerlich der Standardtherapie zugeschrieben. Es war das übliche Dilemma der aus Unverständnis geborenen Tatsachenverdrehung, die eigentlich schädlich auf die Therapie und das Vertrauen wirkt.

Nach acht Monaten war die Arteriosklerose nicht mehr nachweisbar – der Mann zog um und die Standardtherapie wurde beendet, nachdem der neue Arzt ihm die Gesundheit bescheinigt hatte. Der Mann hatte inzwischen durch Ernährungsumstellung und zunehmende körperliche Aktivität abgenommen und beendete schließlich die Verwendung des Peroxids nach 18 Monaten. Er war komplett geheilt worden.

Fallbeispiel 3: Chronische Magenbeschwerden

Eine 45-jährige Frau hatte über Jahre chronische Magenbeschwerden, die meist auf Stress zurückgeführt wurden. Unter diesem wurden sie tatsächlich oft stärker, aber nicht in jedem Fall. Schließlich wurde der *Helicobacter pylori* nachgewiesen und vom Arzt eine Mehrfachtherapie mit Antibiotika und Wismutsalz vorgeschlagen.

Die Frau war verschiedenen alternativen Therapien zugetan und hatte durch das erste Buch erfahren, dass dieses Bakterium mikroaerophil ist, also keine höheren Sauerstoffkonzentrationen verträgt. Zusätzlich ermutigten sie die frühen Heilungserfolge bei Magenerkrankungen. Sie begann daher, 50 Tropfen des 3%igen Wasserstoffperoxids aus der Apotheke, verdünnt in einem Glas Wasser, einzunehmen. Zunächst trank sie die Dosis einmal pro Tag, dann zweimal und schließlich dreimal, jeweils zwei Wochen lang. Sie behielt schließlich die Dosierung von drei Gläsern pro Tag bei.

Nach vier Wochen waren die Beschwerden schon weitgehend abgeklungen. Bei einer Analyse nach drei Monaten konnten keine Bakterien mehr nachgewiesen werden. Sie beendete die Eigentherapie und eine erneute Untersuchung nach weiteren sechs Monaten erbrachte den gleichen Befund: Es waren keine Erreger mehr vorhanden.

Fallbeispiel 4: Arthritis

Eine 62-jährige Frau litt unter schmerzhafter Arthritis und hatte schon einige Behandlungsversuche mit wechselnden Erfolgen hinter sich. Regelmäßig waren erhöhte Entzündungsparameter nachweisbar.

Weil sie den Geschmack der verdünnten Wasserstoffperoxidlösung als nicht tolerierbar empfand, begann sie damit, das Magnesiumperoxid in Form von Ozovit anzuwenden. Zunächst nahm sie drei Wochen lang einmal pro Tag 0,5 Gramm Ozovit ein, das sie vorher in 50 Milliliter Wasser aufgerührt hatte, um eine Suspension zu erhalten. Es traten keine Nebenwirkungen wie etwa Magen-Darm-Beschwerden auf.

Dann ging sie zu einer Dauertherapie über und nahm die genannte Menge zweimal täglich zu sich, wobei sie als positive Nebenwirkung eine Entspannung im Magen bemerkte. Zunehmend fühlte sie sich besser – und zur Überraschung des behandelnden Arztes sanken die Entzündungswerte. Nach sechs Monaten waren diese wieder völlig normal und die Beschwerden verschwunden, sodass die Frau die Peroxideinnahme beendete. Nach einem Jahr war ihr gesundheitlicher Zustand unverändert positiv.

Fallbeispiel 5: Schwächezustände

Nachdem er jahrelang mental und physisch immer gut funktioniert und das Gefühl gehabt hatte, gesünder als viele seiner gleichaltrigen Freunde zu sein, entwickelte ein 70-jähriger Mann über den Zeitraum von einem Jahr Schwächezustände. Diese schienen mit einer Antibiotikatherapie zusammenzuhängen, die als nötig erachtet worden war, da Infektionen im Rachenraum vorgelegen hatten. Verschiedene Untersuchungen verliefen ohne Befund – allerdings wurde keine Analyse auf eine Hefeinfektion vorgenommen, die sich nach solchen Therapien selten auch unter ambulanten Bedingungen entwickeln kann.

Der Mann begann über drei Wochen abends 0,5 Gramm Magnesiumperoxid einzunehmen, das er in etwa 30 Milliliter Wasser einrührte. Danach nahm er das Präparat drei Monate lang in dieser Menge morgens und abends, also in einer Tagesdosis von einem Gramm, zu sich.

Zu seinem Erstaunen ging es ihm schnell besser. Es wirkte wie ein zusätzlicher Energieschub, sodass er bald wieder seine geliebten Waldspaziergänge genießen konnte. Auch nachdem er die Anwendung beendet hatte, blieb der Gesundheitszustand erhalten und der Mann war nach seiner Einschätzung vital wie früher.

Fallbeispiel 6: Reizdarm

Eine 60-jährige Frau hatte über Jahre diffuse Darmbeschwerden („Reizdarm"), zu denen es aber keinen diagnostischen Befund gab. Drei Jahre zuvor hatte sie wegen bakterieller Infektionen der Haut längere Zeit einen Abkömmling des Penicillins einnehmen müssen – allerdings ist ungewiss, ob dies der Auslöser der Darmbeschwerden war, da sich diese erst nach einem Jahr entwickelt hatten. Diverse Kuren mit Zufuhr von Bakterien zur Verbesserung der Darmflora waren jedenfalls erfolglos geblieben.

Ähnlich wie in den Beispielen zuvor begann sie, abends 0,5 Gramm Magnesiumperoxid in 100 Milliliter Wasser einzunehmen. Als sich die Darmbeschwerden nach drei Wochen besserten, ging sie zur zweimaligen Anwendung über und nahm die Menge jeweils morgens und abends ein. Nach weiteren drei Monaten waren die Symptome verschwunden.

Nachbemerkung zu diesem Fallbeispiel: Offensichtlich sind hier durch immunologische Wirkungen Verschiebungen in der Darmflora bewirkt worden; vielleicht konnten auch Hefepilze beseitigt werden.

Fallbeispiel 7: Bluthochdruck, Arteriosklerose, Diabetes

Verursacht durch starkes Rauchen hatte ein 57-jähriger Mann seit Längerem andauernde Herz-Kreislauf-Symptome. Er hatte die Ursache der Beschwerden akzeptiert und das Rauchen daher vor drei Jahren aufgegeben. Seitdem hatte sich ein mäßiges Übergewicht entwickelt, außerdem lagen Kurzatmigkeit bei körperlicher Anstrengung, hoher Blutdruck, Arteriosklerose und ein milder Typ-2-Diabetes vor. Gewisse Risikofaktoren stammten aus dem familiären Bereich, wo auch die Rauchgewohnheit ihre Wurzeln hatte. Gegen seine Beschwerden wurden ihm verschiedene Standardtherapeutika verabreicht: Betablocker, Mittel gegen unregelmäßigen Herzschlag (Antiarrhythmika), Blutverdünner und Cholesterinhemmer.

Schließlich begann er neben diesen Therapien das Magnesiumperoxid anzuwenden – er achtete allerdings darauf, es zeitlich getrennt zu den verordneten Mitteln einzunehmen. Auch er begann mit 0,5 Gramm in 50 Milliliter Wasser als Suspension. Nach 14 Tagen steigerte er auf zwei Dosierungen zu insgesamt einem Gramm täglich. Daraufhin fühlte er sich langsam besser und konnte dadurch gleichzeitig ein Gesundheitsprogramm beginnen, das mehr Bewegung und eine Reduktion der Nahrungsaufnahme beinhaltete.

Schließlich konnte er die Dosis einiger Arzneimittel reduzieren. Nach einem Jahr war die Arteriosklerose nicht mehr nachweisbar, was die behandelnden Ärzte zutiefst verunsicherte. Aufgrund des Erfolgs beendete der Mann daraufhin die Peroxidanwendung.

Fallbeispiel 8: Arthritis und Erkältungskrankheiten

Eine Frau von 64 Jahren hatte schon lange Schmerzen in verschiedenen Körperbereichen und die Entzündungsparameter waren erhöht. Sie neigte zu Bronchitis und litt im Winter häufig an Infektionskrankheiten.

Die Frau kam dem mit Magnesiumperoxid (einmal täglich 0,5 Gramm in einem Glas Wasser) und der parallelen Anwendung des 1%igen wässrigen Sprays (zweimal täglich je drei Sprühstöße) bei, das sie in Rachen bzw. Lunge einsprühte. Vier Wochen nach Beginn der Therapie steigerte sie die Dosis an Magnesiumperoxid auf ein Gramm täglich.

Während des Eigentherapiezeitraums hatte sie das Gefühl, dass sie über immer mehr Energie verfügte, und nach sechs Monaten konnte sie die Behandlung schmerz- und entzündungsfrei beenden. In den kalten Monaten verwendete sie dann gelegentlich noch das Spray erfolgreich zur Prophylaxe von Erkältungskrankheiten.

Fallbeispiel 9: Magenbeschwerden

Ein 66-jähriger Mann hatte schon lange Magenbeschwerden, die oft nach dem Essen auftraten und sich als diffuser Druck und Völlegefühl manifestierten. Eine Analyse ergab schließlich den *Helicobacter pylori* und es wurde die kombinierte Therapie aus den drei Standardmitteln (Antibiotikum, Wismutsalz und Säureblocker) durchgeführt. Der Erfolg zeigte sich darin, dass das Bakterium nicht mehr nachgewiesen werden konnte. Nach einem halben Jahr entwickelten sich die Beschwerden allerdings erneut und zur Überraschung der Ärzte war das Bakterium erneut im Magen zu finden. Eine erneute, analoge Therapie lehnte der Mann ab.

Er versuchte es dann mit Magnesiumperoxid als Ozovit. Drei Wochen lang nahm er einmal täglich 0,5 Gramm in 50 Milliliter Wasser ein, wobei schon hier die Beschwerden geringer und seltener wurden; danach ging er für fünf Monate zur doppelten Menge auf zwei Dosen verteilt über.

Nach diesem Zeitraum wurde erneut negativ auf das Bakterium geprüft, das seither nicht mehr zurückkehrte. In seinem Fall war das einfache Magnesiumperoxid der etablierten Therapie eindeutig überlegen.

Fallbeispiel 10: Allgemeinbeschwerden

Über Monate litt eine 45-Jährige unter diffusen Beschwerden, darunter Schmerzen, die durch verschiedene Körperbereiche wanderten, und ein empfindlicher gewordener Magen. Wegen der Magenprobleme konnte sie nicht mehr so viel essen wie früher und hatte häufiger Völlegefühle, die von leichter Schwäche begleitet waren. Viele Labortests erbrachten ausnahmslos negative Resultate, auch beim *Helicobacter pylori*.

Sie begann mit einem Gramm Magnesiumperoxid pro Tag (wie üblich auf zwei Dosen verteilt in Wasser) und konnte keine Nebenwirkungen feststellen. Schnell fühlte sie sich besser, sowohl bei den Schmerzen als auch im Magen. Sie wendete diese Mengen vier Wochen lang an und reduzierte dann für weitere zwei Monate die Dosis auf die Hälfte.

Daraufhin fand sie, dass sie geheilt war, und beendete die Anwendung.

Artemisinin als Zusatz zur Krebsbehandlung

Bei den folgenden Beispielen wurde das Artemisinin innerhalb von Krebstherapien verabreicht. Natürlich kann durch den Beobachtungszeitraum nicht gesagt werden, ob hier tatsächlich Metastasen verhindert wurden oder nie wieder auftreten werden. Dennoch lassen sich Rückschlüsse auf verschiedene therapeutische Wirkungen des Artemisinins ziehen. Fakt ist, dass bereits in Tierstudien und in vitro ausgeprägte Hemmvorgänge bei verschiedenen Krebsarten beobachtet wurden und alle untersuchten Krebszellen in vitro gegenüber dem Artemisinin empfindlich waren (im Vorgängerbuch finden Sie eine ausführlichere Darstellung der Sachverhalte).

Die Selbstapplikation hatte zudem einen nicht unbedeutenden Nebeneffekt: Die Betreffenden hatten durch die Anwendung das Gefühl, selbst etwas aktiv zu tun, was gerade in der Krebstherapie wichtig ist, da sich bei den Patienten häufig eine Ohnmacht gegenüber den ärztlichen Maßnahmen einschleicht. Allein schon der Einsatz großer Diagnostikapparate wie MRT oder Computertomografie kann sich auf die Psyche des Patienten auswirken, ganz zu schweigen von der Bestrahlung und den unzuverlässig voraussagbaren, oft starken Nebenwirkungen der verschiedenen Chemotherapeutika.

Fallbeispiel 1: Melanom

Ein Mann in mittleren Jahren bemerkte am linken Bein eine kleine schwarze Hauterscheinung, die sich als Melanom erwies. Sofort wurde flächenmäßig sehr großzügig der Krebs operativ entfernt, wie es heute Standardpraxis ist. Die Wunde heilte schwer und war nach 14 Tagen nach klinischem Ermessen noch immer nicht zufriedenstellend verheilt.

Daraufhin wurde begonnen, jeden Tag 800 Milligramm Artemisinin in zwei Applikationen (morgens und abends) zu verabreichen. Zusätzlich wurden 25 Milligramm Eisen über ein Drogeriepräparat eingenommen. Weitere ärztliche Maßnahmen wurden nicht durchgeführt.

Durch das Artemisinin begann die Wunde jetzt sehr schnell zu heilen – eine Wirkung, die in der Literatur bisher kaum dokumentiert ist. Nach 14 Tagen wurde diese Dosierung auf 600 Milligramm reduziert. Diese geringere Dosis wurde dann für weitere sechs Monate eingenommen, dann wurde die Anwendung beendet. Bei einer Nachuntersuchung anderthalb Jahre später konnten bei dem Patienten keine Anzeichen eines Tumors festgestellt werden.

Fallbeispiel 2: Melanom

Eine 66-jährige Frau bemerkte, dass sich ein Leberfleck am Rumpf in Farbe und Größe verändert hatte. Umgehend wurde eine Analyse vorgenommen, die ein Melanom ergab. Die sofortige Operation des kleinen Tumors erbrachte eine Wunde, die normal abheilte.

Die Frau begann mit 800 Milligramm Artemisinin pro Tag, das in zwei Portionen aufgeteilt wurde. Jedes Mal bemerkte sie etwa zwei Stunden nach Einnahme des Präparats eine geringe Erschöpfung. Auch sie nahm zusätzlich ein Eisenpräparat (50 Milligramm) sowie mehrere Vitamine ein. Nach drei Monaten senkte sie die Dosis Artemisinin auf 400 Milligramm täglich und nahm diese vier weitere Monate ein.

Ein interessantes Nebenprodukt der Therapie war, dass eine lange, therapieresistente Wurminfektion dauerhaft abheilte. Hier zeigen sich Parallelen zum heute wegen seiner Toxizität nicht mehr verwendeten Peroxid Ascaridol, das aus dem Wohlriechenden Gänsefuß gewonnen wird und Anfang des 20. Jahrhunderts als gut funktionierendes Wurmmittel bei Mensch und Tier eingesetzt wurde.

In der Nachbeobachtung nach zwei Jahren konnte kein Tumor bei der Frau festgestellt werden.

Fallbeispiel 3: Basaliom

Ein 50-Jähriger wurde an einem Basaliom operiert, das langsam am Rumpf gewachsen war. Üblicherweise wächst ein solches Geschwür lokal aggressiv, bildet jedoch keine Metastasen.

Nach der Operation trug er gleich lokal zur Wundheilung das 3%ige Peroxid aus der Apotheke auf und fuhr damit drei Wochen lang fort. Gleichzeitig nahm er pro Tag, jeweils morgens und abends nach den Mahlzeiten, 600 Milligramm Artemisinin zu sich. Er behielt Letzteres über vier Monate bei und ergänzte zusätzlich 50 Milligramm Eisen als Salz.

Die Wunde heilte äußerst schnell, in der weiteren Beobachtung über 18 Monate blieb die Operationsstelle ohne weiteren Befund und auch andere Tumoren bildeten sich nicht mehr.

Nachbemerkung zu diesem Fallbeispiel: Die beiden Peroxide haben mit Sicherheit zur raschen Wundheilung beigetragen. Oft genug gibt es bei solchen Fällen Wundheilungsstörungen, die zeigen, dass nicht nur isolierte lokale Prozesse vorliegen, sondern die Biochemie weiträumiger und in der Tiefe gestört ist.

Fallbeispiel 4: Basaliom

Bei einem 70-jährigen Mann wurde am Genick ebenfalls ein Basaliom diagnostiziert. Anstelle einer Operation wurde eine punktförmige Röntgenbestrahlung vorgeschlagen. Der Patient verabreichte sich drei Tage vor der Bestrahlung jeden Tag einmal mit dem Wattetupfer das 3%ige Peroxid aus der Apotheke, das er nur auf diese Stelle auftrug.

Nach den Bestrahlungen fuhr er noch zwei Wochen mit der beschriebenen Behandlung auf einer größeren Fläche rings um die betroffene Stelle fort und begann dann mit dem Artemisinin. Über vier Monate nahm er eine Tagesdosis von 600 Milligramm ein, zusammen mit 50 Milligramm Eisen als Salz.

Nach drei Wochen konnte er kaum noch etwas erkennen, was auf den früheren Tumor hinwies. Auch nach einem Jahr erschien die Stelle geheilt und weitere Basaliome waren nicht mehr aufgetreten.

Fallbeispiel 5: Prostatakrebs

Bei einem 62-jährigen Mann wurde ein schnell wachsender Prostatakrebs diagnostiziert. Der sofortigen Operation folgte ein Therapieschema mit üblichen Chemotherapeutika, die auch starke Nebenwirkungen hervorriefen.

Er beschloss, selbst etwas für sich zu tun, und begann, zusätzlich jeden Tag 800 Milligramm Artemisinin einzunehmen. Die Nebenwirkungen verstärkten sich nicht – im Gegenteil: Er hatte das Gefühl, dass mehr Energie durch den Körper strömte. Auch nahm er ein Vitaminpräparat ein, das unter anderem 30 Milligramm Eisen als Salz enthielt.

Im Gegensatz zu den Intervallen der Chemotherapeutika nahm er das Artemisinin ein Jahr, wobei er die tägliche Dosis nach sechs Monaten auf 600 Milligramm reduzierte. Zu dieser Zeit waren die Krebsparameter sehr stark gesunken und klinisch weder ein Karzinom noch Metastasen nachweisbar. Er beschloss dann, dreimal täglich das 1%ige wässrige Peroxidspray mit drei Sprühstößen anzuwenden und dies beizubehalten.

Fallbeispiel 6: Brustkrebs

Im Rahmen einer ärztlichen Studie bekam eine 56-jährige Frau nach einer Brustkrebsoperation neben den üblichen Chemotherapeutika 800 Milligramm Artemisinin und 50 Milligramm Eisen als Salz. Das Artemisinin wurde schon eine Woche vor der Operation verabreicht, während die Chemotherapie erst 20 Tage später einsetzte. Dadurch wurde die Wundheilung nicht gestört, eher angeregt.

Das wurde bereits als Erfolg gewertet. Man hielt es auch für möglich, dass das Artemisinin vorbeugend gegen Klinikinfektionen wirken könnte.

Insgesamt wurde das Artemisinin über sechs Monate neben der anderen Therapie verwendet; nach zwei Jahren konnten klinisch keine Metastasen nachgewiesen werden.

Fallbeispiel 7: Dickdarmkarzinom

Ein Mann in mittleren Jahren musste sich einer Dickdarmoperation unterziehen, bei der in einem kleinen Bereich ein Karzinom festgestellt wurde. Er begann, 800 Milligramm Artemisinin (wie üblich auf zwei Applikationen täglich verteilt) einzunehmen, zusammen mit 50 Milligramm Eisen in einem Multivitaminpräparat. Die Heilung der Wunde erfolgte schnell und der Wirkstoff wurde insgesamt über sechs Monate eingenommen. Nach zwei Jahren Nachbeobachtung waren alle klinischen Parameter ohne Befund.

Beispiel 8: Gebärmutterhalskrebs

Eine 56-jährige Frau musste wegen Gebärmutterhalskrebs operiert werden. Danach begann die übliche Chemotherapie in Intervallen mit Wirkstoffkombinationen. Sie hatte starke Nebenwirkungen, die meist unmittelbar nach Beginn der Behandlung einsetzten.

Nach zwei Monaten beschloss die Frau, wegen der Nebenwirkungen die Chemotherapie nicht mehr weiterzuführen. Sie begann ebenfalls mit der oft geschilderten Anwendung und nahm das Artemisinin zweimal pro Tag mit insgesamt 800 Milligramm Wirkstoff ein, dazu noch 50 Milligramm Eisen als Salz in einem Multivitaminpräparat. Während der insgesamt neun Monate, in denen sie das Artemisinin anwendete, erfuhr sie als Nebenwirkung lediglich gelegentlich leichte Kopfschmerzen und Benommenheit, die sie auf den Wirkstoff zurückführte. Diese waren für sie aber tolerierbar. Nach weiteren zwei Jahren war sie ohne klinische Krebsbefunde.

Fallbeispiel 9: Lymphatische Leukämie

Nachdem ein 65-jähriger Mann in den vergangenen Jahren häufig unter verschiedenen Infektionen gelitten hatte, ergaben detaillierte Labortests eine chronische lymphatische Leukämie in einer als „weniger bösartig" diagnostizierten Form. In diesem Stadium wurde nicht zwingend der Beginn einer Chemotherapie angestrebt. Die Infektionen wurden bekämpft und gelegentlich half eine Bluttransfusion, die Schwäche (Chronisches Erschöpfungs- bzw. Fatigue-Syndrom) zu vermindern.

Der Mann hatte von Artemisinin gelesen und begann, jeden Tag 800 Milligramm des Stoffs neben 50 Milligramm Eisen in einem Multivitaminpräparat einzunehmen. Langsam wurde die Schwäche besser und auch die Laborwerte verschlechterten sich nicht mehr.

Die Dosis von 800 Milligramm hielt der Mann über sieben Monate bei, nach weiteren fünf Monaten, in denen er 600 Milligramm nahm, beendete er die Anwendung. Noch ein halbes Jahr später fühlte er sich gut, die Laborwerte waren stabil und er nahm sich vor, die Substanz wieder zu nehmen, wenn sich sein Zustand erneut verschlechtern sollte.

Teil 3

Nützliche Anwendungen im Haushalt

Neben dem therapeutischen Einsatz am Menschen kann das Wasserstoffperoxid auch für diverse andere Zwecke eingesetzt werden, die entweder in Vergessenheit geraten sind oder nur noch in fremdsprachiger Literatur auftauchen.

Eines dieser Einsatzgebiete ist beispielsweise die Desinfektion von Haushaltsgegenständen, der in früheren Zeiten, als weitaus mehr Infektionskrankheiten durch verkeimte Gegenstände übertragen wurden, noch mehr Bedeutung zugekommen sein mag. Dafür werden heute stellenweise zu starke Desinfektionsmittel verwendet – ich denke da an die „scharfen“ Chlorreiniger, die in den USA und manchen Entwicklungs- und Schwellenländern eingesetzt werden, aber auch an diverse Mittel in Europa, die ebenfalls nicht harmlos sind, Allergien und Ekzeme bewirken können und für teils unsinnige sanitäre Desinfektionen empfohlen werden. Wenig bekannt sein dürfte hier, dass die Tastaturen von Computern und Handys weitaus mehr mit Mikroorganismen belastet sind als Toiletten und Badezimmer.

Aber auch bei Garten- und Zimmerpflanzen, Haus- und Nutztieren oder zur Fleckenentfernung kann das H_2O_2 verwendet werden. Der folgende Abschnitt erhebt dabei keinen Anspruch auf Vollständigkeit – er soll aber dazu anregen, einen zweiten Blick auf häusliche Anwendungen des Peroxids zu werfen, die es meiner Meinung nach wert sind, wiederentdeckt zu werden.

Spezielle Desinfektionen

Schimmelentfernung

Die Wirkung des Wasserstoffperoxids gegenüber verschiedenen Schimmelpilzarten wurde wissenschaftlich in den 1960er Jahren in Leipzig untersucht, wobei besonders auf die Abtötung der Sporen hingewiesen wurde. Dessen ungeachtet wird die Lösung schon sehr lange im Haushalt verwendet, um Schimmel zu beseitigen. Neue Untersuchungen zeigen zudem, dass die einfachen Peroxidlösungen den teuren handelsüblichen Lösungen überlegen sind, da Letztere zumeist ein Reiz- und Allergiepotenzial besitzen. Natürlich muss bei farbigen Tapeten oder Untergründen an unauffälliger Stelle getestet werden, ob eventuell Bleichvorgänge auftreten.

Zwei Präparate sind für diese Verwendung interessant:

- die einfache 3%ige Lösung des Wasserstoffperoxids
- Lösungen aus zwei Teilen Isopropanol (wasserfrei) mit einem Teil 3%iger H_2O_2-Lösung

Die Lösung mit Isopropanol erwärmt sich beim Vermischen, was allerdings nur vom Wasser resultiert (Mischungswärme) und nicht bedeutet, dass sich das Peroxid zersetzt. Zudem bleibt die Erwärmung mäßig, wenn man die üblichen Dosierungen um die 100 bis 200 Milliliter zubereitet.

Beide Lösungen sind von der Wirkung her gleichwertig. Das organische Lösungsmittel Isopropanol wirkt mit dem Wasseranteil ebenfalls als Desinfektionsmittel und verstärkt zugleich die resultierende 1%ige Peroxidlösung in der Wirkung. Hier besteht die Chance, dass die Mischung noch nicht bleichend wirkt, was bei der 3%igen Lösung wahrscheinlicher ist.

Man verwendet die Präparate ganz einfach, indem man den Schimmel mit den Lösungen auf Zellstoff abwischt, die Stelle danach nochmals anfeuchtet und trocknen lässt.

Desinfektion von Plastikteilen

Diesen Punkt führe ich gesondert auf, weil gerade Analysen erschienen sind, denen zufolge Kinderspielzeug – und hier vor allem Figuren, die in der Badewanne verwendet werden, wie Enten – sehr keimbelastet ist. Gerade beim Baden lagern sich organische Substanzen an, die entweder schon kontaminiert sind oder den Nährboden für die Keime liefern.

Um Kinderspielzeuge und andere Plastikteile zu desinfizieren, lässt man einfach die 3%ige Lösung 15 Minuten auf die Gegenstände einwirken. Sämtliche Untersuchungen weisen nach, dass damit Bakterien, Pilze, Viren und deren Sporen abgetötet werden. Die Konzentration der Lösung ist gering genug, um das Plastikmaterial nicht aufzulösen, außerdem verhindern die glatten Oberflächen allgemein ein Ausbleichen der farbigen Teile.

Natürlich kommt hier wieder der überragende Vorteil des Peroxids zum Tragen, dass nur Wasser und Sauerstoff entstehen und keinerlei Reizungen oder Allergien auftreten. Nach der Desinfektion wird einfach mit Wasser abgespült.

Neben den Plastikelementen können auch einzelne Geschirr- oder Holzteile auf diese Weise desinfiziert werden. Hier verstärkt der Zusatz von etwas Essig (etwa ein Teil Haushaltsessig – keine Essenz – auf zehn Teile 3%iges Peroxid) die Wirkung. Dieser wird dann mit dem Peroxid abgespült.

Anwendung bei Tieren

Viele Veterinärmediziner verwenden schon lange traditionell verdünnte Wasserstoffperoxidlösung als äußerliche Therapie. In der Literatur werden hier Unterschiede über die Katalaseaktivität bei verschiedenen Tierarten erwähnt: Katzen, Pferde und einzelne Fischarten zeigten wie der Mensch eine hohe Aktivität der enzymatischen Zersetzung des Peroxids, Hunde hatten mittlere Enzymaktivitäten, bei Ziege und Huhn waren sie am geringsten. Solche Messungen haben bei der äußerlichen Anwendung der verdünnten Lösungen auf begrenzten Hautarealen aber keine Bedeutung – hier kann stets dieselbe Menge verwendet werden. Der folgende Fall ist mir persönlich bekannt:

Fallbeispiel 1: Geschwür beim Hund

Ein älterer, großer Hund hatte schon lange direkt auf dem Rücken ein Geschwür von beträchtlicher Größe. Erregernachweise waren nie durchgeführt worden. Schon eine Woche, in der zweimal täglich das 3%ige Wasserstoffperoxid aufgetragen wurde, reichte aus, die Hauterscheinung völlig zum Abklingen zu bringen. Der Hund lief dann stolz mit seiner blondierten Stelle herum, da die langen schwarzen Haare so gebleicht worden waren.

Es gibt aber noch weitere Anwendungsbereiche: So kann man mit der 3%igen Lösung natürlich wie oben geschildert auch Spielzeuge von Haustieren desinfizieren. Oder man stellt sich selbst eine 0,3%ige Wasserstoffperoxidlösung aus einem Teil 3%iger Lösung und neun Teilen Wasser her, mit der effektiv gegen Flöhe bei Hunden und Katzen vorgegangen werden kann. Die Behandlung von Kleintieren und Vögeln jeder Größe sollte aber auf jeden Fall den Veterinärmedizinern vorbehalten bleiben.

Ein letztes Fallbeispiel soll zeigen, dass es auch bei größeren Nutztieren mit einfacher oraler Aufnahme bereits erfolgreiche Anwendungen gab. Die geschilderten Erfolge zeigen, dass es sich um einen praktikablen Weg handeln könnte, die derzeit in der Tierzucht angewendeten Antibiotikamengen stark zu reduzieren.

Fallbeispiel 2: Beigabe zum Trinkwasser von Kühen

Schon in den 1980er Jahren wurde das verdünnte Peroxid in den USA dem Trinkwasser von Kühen zugesetzt. Hier wurde eine Verdünnung von etwa 70 Milliliter 3%igem Wasserstoffperoxid in einem Liter Wasser verwendet, wobei bei den größeren Mengen preisgünstig auch sechs Milliliter des 35%igen Peroxids in einem Liter Wasser aufgelöst wurde.

Die Tiere wurden gesünder, die Milchproduktion wurde angeregt und die bakterielle Kontamination sank stark. Interessanterweise stieg nicht nur der Fettgehalt der Butter an, sondern auch das Schlachtgewicht einzelner Kühe.

Behandlung von Pflanzen

Der Einsatz von Wasserstoffperoxid sowohl in der kommerziellen Pflanzenzucht als auch im heimischen Garten hat ein sehr großes Potenzial für die Zukunft. Dies ist hauptsächlich dadurch bedingt, dass es ohne jede Rückstandsproblematik diverseste Organismen hemmt – es ist förmlich wie geschaffen für die biologische Landwirtschaft. Natürlich ist der geringe Preis des Peroxids ein echtes Problem für die herkömmlichen Pestizidhersteller in der chemischen Industrie, weshalb Sie von diesen Stellen kaum etwas über die folgenden Methoden erfahren dürften.

Gießwasserzusatz

In dieser Form wird es vor allem in den USA bereits mit Erfolg angewendet. Hierbei wird ein Liter 3%iges Wasserstoffperoxid mit 20 Litern Wasser verdünnt, was einer Endkonzentration von 0,1 % entspricht. Mit dieser Lösung wird dann anstelle von reinem Wasser gegossen. Bei vielen Pflanzen zeigt sich daraufhin eine Wachstumssteigerung, was vielleicht darauf zurückzuführen ist, dass hemmende Organismen in der Erde und den Wurzeln beseitigt werden.

Der Zusatz wirkt sich aber auch direkt auf Pflanzensamen und Schnittblumen aus: Beispielsweise wurde herausgefunden, dass Pflanzensamen, die zuvor mit 0,3%igem H_2O_2 behandelt werden, besser auskeimen als ohne diese Prozedur. Schnittblumen wiederum bleiben doppelt so lange frisch, wenn einem Liter Wasser 50 Milliliter 3%iges Peroxid zugesetzt werden – hier sollten aber die handelsüblichen Frischhaltesalze weggelassen werden, die das Peroxid zersetzen können.

Krankheitsbekämpfung

Gegen Pflanzenkrankheiten mit bakterieller, pilzlicher und viraler Herkunft verwendet man am besten 1-, 3- oder sogar 8%ige Lösungen, die auf die Pflanzen gesprüht werden. Bei allen derartigen Versuchen wurde nie eine Schädigung der Pflanzen beobachtet. Die Erfolge reichen von Pilzerkrankungen bei Bananen über „Rost“ bei Obstbäumen bis zur viralen Schädigung von Blättern bei Gemüse und Obst. Mit denselben Konzentrationen kann auch effektiv gegen Würmer, Schildläuse und weitere Insekten vorgegangen werden.

Eine weitere Option als Insektizid stellt eine Lösung aus 200 Milliliter 3%igem Peroxid in 2,4 Liter Wasser mit 150 Gramm Haushaltszucker dar, die auf die befallenen Pflanzen gesprüht wird.

Fleckenbehandlung

In der älteren Literatur findet man überraschend viele Rezepte und Anwendungen, die bei der Fleckenentfernung neben anderen Substanzen das Wasserstoffperoxid einsetzen. Diese Hinweise dürften hilfreich sein, da selbst heutige Fertigprodukte nicht in jedem Fall wirken und sich besonders ältere Flecke zuweilen als hartnäckig erweisen. Natürlich wird stets darauf hingewiesen, dass die 3%ige Lösung durch die Bleichwirkung bei Flecken auf weißer Wäsche am besten geeignet ist, doch wird auch 1%iges Peroxid bei Farbtextilien verwendet. Aus eigener Erfahrung heraus kann ich sagen, dass das 10%ige Dibenzoylperoxidgel hervorragend bei frischen Flecken wirkt, die prachtvoll auf weißen Sachen sichtbar sind.

Hier sind einige gekürzte Anwendungen aus dem „Chemie-Lexikon“ von 1969, die das Wissen von Jahrzehnten beinhalten.

Bierflecken

Mit warmem Wasser auswaschen, gegebenenfalls mit 3%igem Wasserstoffperoxid nachbleichen. Auch dieses gut auswaschen.

Blut

Mit kaltem Wasser auswaschen, ältere Flecke lösen sich mit verdünnter Ammoniaklösung oder 3%iger Wasserstoffperoxidlösung.

Chlorophyll (Blätter)

Fleckenwasser oder Benzin einwirken lassen, nach dem Trocknen mit Entfärber oder 3%igem Wasserstoffperoxid unter wenig Zusatz von Ammoniaklösung bleichen (frisch hergestellt, nicht lagern).

Gerbstoff

Mit 3%iger Wasserstoffperoxidlösung bleichen, Azetatfarbstoffe und farbige Textilien nur mit 1%igem Wasserstoffperoxid behandeln.

Haarfärbemittel

Sehr schwer löslich, mit Zitronen- oder Weinsäure (in wenig Wasser) betupfen, weiße Gewebe mit 3%igem Wasserstoffperoxid unter Zusatz von etwas Ammoniaklösung bleichen, gefärbte Textilien werden stets geschädigt.

Kaffee

Frische Flecke sofort mit warmem Wasser unter Zusatz von Waschmittel auswaschen, ältere Flecke mit Glycerin erweichen, mit warmem Wasser auswaschen und mit 3%igem Wasserstoffperoxid nachbleichen.

Kopierstift

Stelle mit warmem Wasser befeuchten, mit Zitronensäure beträufeln, etwas einwirken lassen und auswaschen oder mit 3%igem Wasserstoffperoxid unter Zusatz von wenig Ammoniaklösung bleichen, gegebenenfalls Glycerin einwirken lassen. Farbige Erzeugnisse nur vorsichtig mit 1%igem Wasserstoffperoxid behandeln. Zuletzt stets gut auswaschen.

Lippenstift

Mit Benzin entfetten, gut (mit Filter-, Küchenpapier etc.) aufsaugen, mit lauwarmem Wasser anfeuchten, etwas Waschmittel aufstreuen, gegebenenfalls auch etwas Wasserstoffperoxid auftropfen. Auch Alkohol löst mitunter den letzten Farbrest.

Nikotin (Tabak)

Mit einer Mischung aus Glycerin und Ammoniaklösung behandeln, danach Alkohol einwirken lassen, zuletzt gut mit warmem Wasser auswaschen. Weiße Erzeugnisse können mit 3%igem Wasserstoffperoxid gebleicht werden, farbige Textilien vorsichtig mit 1%igem Wasserstoffperoxid behandeln.

Obst

Frische Flecke sofort mit lauwarmem Wasser unter Zusatz von etwas Ammoniaklösung oder Waschmittel auswaschen. Ältere Flecke lösen sich nur schwer, sie sind mit 3%igem Wasserstoffperoxid unter Zusatz von wenig Ammoniaklösung zu bleichen.

Rotwein

Frische Flecke sofort mit warmem Wasser unter Zusatz von Alkohol oder Ammoniaklösung auswaschen. Ältere Flecke mit verdünntem Wasserstoffperoxid behandeln, gut auswaschen.

Schuhcreme

Krusten vorsichtig mit einem stumpfen Messer abschaben. Das restliche Wachs löst sich leicht in Benzin, die Farbreste lösen sich auch in Alkohol oder werden mit 3%igem Wasserstoffperoxid unter Zusatz von wenig Ammoniaklösung gebleicht.

Sengstellen

Weiße Textilien mit 3%igem Wasserstoffperoxid behandeln, farbige Erzeugnisse nur mit 1%igem Wasserstoffperoxid bleichen.

Stempelfarbe (auch Kugelschreiber)

Löslich in Benzin oder Fleckenwasser. Gut (mit Filter-, Küchenpapier etc.) aufsaugen, mit Mischung aus Glycerin und Äthanol behandeln, mit 3%igem Wasserstoffperoxid unter Zusatz von wenig Ammoniaklösung bleichen. Gefärbte Textilien können beim Bleichen leiden.

Stockflecke

Mit Mischung aus Salmiakgeist (Ammoniakwasser) und Kleesalzlösung behandeln, danach gut auswaschen, gegebenenfalls mit 1- oder 3%igem Wasserstoffperoxid bleichen.

Teerfarbstoffe

Mit warmer Waschmittellauge, Alkohol oder Glycerin zu lösen versuchen. Gegebenenfalls mit 3%igem Wasserstoffperoxid unter Zusatz von wenig Ammoniakwasser bleichen. Viele Farbflecke – besonders auf gefärbten Textilien – können nicht entfernt werden.

Tinten

Frische Farbstofftinten lösen sich oft schon mit Zitronensäure. Ältere Flecken mit 3%igem Wasserstoffperoxid unter Zusatz von wenig Ammoniaklösung bleichen, gut auswaschen, auf farbigen Erzeugnissen nur 1%iges Wasserstoffperoxid anwenden, Flecke von roter Tinte sind kaum zu entfernen.

Zucker

Leicht löslich in lauwarmem Wasser. Farbflecke von farbigem Zucker mit 3%igem Wasserstoffperoxid unter Zusatz von wenig Ammoniaklösung bleichen. Gut auswaschen.

Flecke unbekannter Herkunft

In folgender Reihenfolge bis zum Erfolg Reinigungs- bzw. Bleichmittel anwenden: Benzin, Waschmittellauge oder Schaumreiniger, Kleesalzlösung, 3%iges Wasserstoffperoxid unter Zusatz von wenig Ammoniakwasser. Wertvolle Gewebe nur vom Fachmann behandeln lassen, da stets mit Faser- und Farbschäden zu rechnen ist.

Resümee und Ausblick

Die in diesem Buch aufgeführten Beispiele zeigen, dass das Wasserstoffperoxid in seinen verschiedenen Formen, Konzentrationen und Abkömmlingen inzwischen seit über 150 Jahren erfolgreich gegen fast alle Krankheiten eingesetzt wurde. Zu den meisten geschilderten Fällen – vor allem bei den Hautpräparaten – lassen sich auch eindeutige wissenschaftliche Antworten auf den Wirkmechanismus geben, der schon oft genug beschrieben wurde: Die Peroxide gehen gegen sämtliche Erreger vor, ohne dass es zu Resistenzen kommt, fördern die Durchblutung, stimulieren das Immunsystem und setzen Sauerstoff frei.

In manchen Fällen ist das Wirkprinzip noch nicht verstanden. Doch das gilt genauso für viele etablierte Arzneimittel, die innerhalb der ungeheuer komplexen Biochemie des Körpers wirken … oder manchmal eben auch nicht. Um die Erfolge wegzudeuten, die heute mit Wirkstoffen erreicht werden, die nicht zu den Standardverfahren zählen, verschanzen sich manche Mediziner gerne hinter der Floskel „anekdotisch". Nun, der Patient, der auf diesem Wege geheilt wurde, freut sich, dass dieser „anekdotische Erfolg" für ihn die Genesung bedeutet. Statt unsinnige Polemiken zu den offensichtlichen Heilungserfolgen zu äußern, sollten mit diesen billigen Stoffen lieber große Studien durchgeführt werden – und wenn diese in den pflegenden Hautbereich gehen, dann resultieren auch keine aufgeblähten Kosten und Zulassungen. Was hier fehlt, ist einfach die Entdeckerfreude, die weitere Untersuchung dieser Stoffe, die um einiges harmloser erscheinen als manch mit aller wissenschaftlicher Raffinesse entwickeltes Arzneimittel. Vielleicht fehlt auch einfach nur ein gründliches Literaturstudium.

Zusätzlich zu den alleinigen Behandlungen mit H_2O_2 und dessen Abkömmlingen, denen, wie ich meine, unbedingt die Zukunft gehört, muss auch die Kombination mit den physikalischen Methoden wie Bestrahlung und Überwärmung umfassend erforscht und angewendet werden. Hier sei nur an den Skandal erinnert, dass die Sensibilisierung von Hauttumoren durch Wasserstoffperoxid schon 60 Jahre (!) bekannt ist und seither nichts passiert ist, um es in Kombination mit der Bestrahlung anzuwenden.

Genauso wenig sollte vergessen werden, dass bereits viele andere alternative Behandlungen „in großem Stil" praktiziert werden. Häufig sind diese ebenfalls wirksam, doch haben sie – bis auf wenige Ausnahmen, wie etwa die Peroxide – keine medizinische Geschichte und werden so ewig weiter kursieren, ohne je von der Medizin offiziell anerkannt zu werden. Hier werden sich weitere „anekdotische Erfolge" anhäufen.

Doch warum weichen so viele Menschen auf alternative Behandlungen aus? Das kommt daher, dass die Standardbehandlungen trotz der offiziellen Erfolgspropaganda in der Medizin, die durch Zeitungsartikel, Dokumentationen und Ähnliches unters Volk gebracht wird, eben doch nicht so erfolgreich sind, wie sie dargestellt werden. Da werden kleine Erfolge in der Grundlagenforschung, natürlich gefilmt in Laboren mit vielen eindrucksvollen Instrumenten und seriösen Forschern, aufgeblasen und es wird suggeriert, dass in vier bis fünf Jahren der große Durchbruch in Form von medizinischen Anwendungen oder Handelspräparaten zu erwarten ist. Bei solchen Berichten kann man sicher sein, nie wieder etwas von den geschilderten Substanzen zu hören.

Anders verhält es sich bei den Peroxiden: Hier existieren medizinische Grundlagenforschungen, Studien und Heilungserfolge – sie sind nur in Vergessenheit geraten. Ich jedenfalls bin überzeugt, dass recht bald ein Revival der Peroxide ansteht, denn in einer Zeit, in der es von multiresistenten Keimen und Allergien wimmelt, muten ihre Eigenschaften fast wie ein Wunder an. Und wenn die Ärzteschaft sich dem verweigert, bleiben ja immer noch Sie, die Leser dieses Buchs.

Anhang

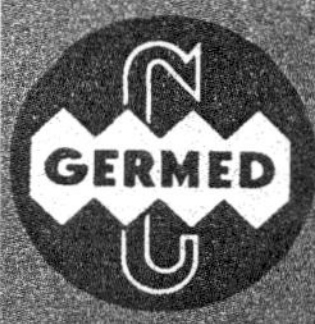

INFORMATION
für Ärzte und Apotheker

ELAWOX
Hautwundpuder

Allgemeines

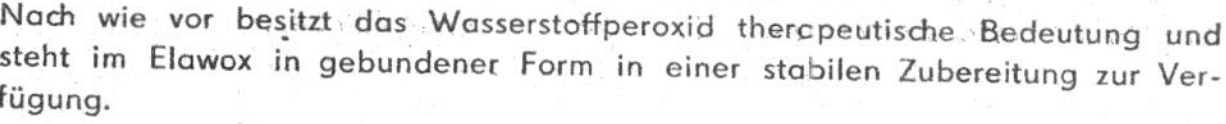

Nach wie vor besitzt das Wasserstoffperoxid therapeutische Bedeutung und steht im Elawox in gebundener Form in einer stabilen Zubereitung zur Verfügung.

Der Puder enthält 35 % Karbamidperoxid im Gemisch mit einer talkumfreien Pudergrundlage, die überwiegend aus Kartoffelstärke besteht.

Chemie

Karbamidperoxid = Harnstoffperoxidhydrat

$$H_2N-CO-NH_2 . H_2O_2$$

ist ein weißes, kristallines, geruchloses Pulver, das sich in Wasser sehr leicht löst.

Der Wirkstoff enthält etwa 36 % Wasserstoffperoxid, d. h. aus dem Puder können etwa 10 % Wasserstoffperoxid freigesetzt werden.

Der Wirkstoff ist durch das DAB 7 - DDR charakterisiert.

Pharmakologie

Nach Auftragen von Elawox auf Hautgebiete oder Wunden wird durch Körperwärme oder Feuchtigkeit (Schweiß, Wundsekret) aus Karbamidperoxid Wasserstoffperoxid freigesetzt. Wasserstoffperoxid durchdringt unzersetzt die Epidermis

Original-Beipackzettel für den „Elawox-Hautwundpuder“

und wird durch Hydroperoxidase in Wasser und Sauerstoff gespalten, wobei aus einem Gramm Elawox etwa 30 ml Sauerstoff entstehen. Die bei der Permeation von Wasserstoffperoxid durch die Haut auftretende weiße Verfärbung resultiert aus der Bildung eines Sauerstoffemphysems. Eine Ätzwirkung tritt nicht auf, damit auch keine Denaturierung von Eiweiß.

Der entwickelte Sauerstoff stellt den wirksamen Bestandteil von Elawox dar. Er wirkt intensiv antimikrobiell, besonders gegen Anaerobier und dermatopathogene Pilze (Dermatophyten, Hefen, Schimmelpilze). Auf entzündlichen Hautgebieten bzw. Wundarealen wird das vorhandene Sauerstoffdefizit beseitigt (antiphlogistischer Einfluß). Mikrobielle Gifte werden durch Oxydation inaktiviert (antitoxische Wirkung). Als Folge der antimikrobiellen Wirkung des Sauerstoffes und der oxydativen Zerstörung von Duftstoffen werden abnorme Gerüche beseitigt (Desodoration). In Gewebsdefekten, insbesondere torpider Art, wird durch die Sauerstoffanreicherung die Granulationsbildung angeregt und damit die Heilung gefördert. Im feuchten Wundmilieu erfolgt durch die plötzliche Freisetzung von Sauerstoff (Aufschäumen) eine mechanische Wundreinigung. Sauerstoff kann Körpergewebe gegenüber der Einwirkung ionisierender Strahlen sensibilisieren und aufgrund eines radiomimetischen Effekts zytostatisch wirken. Da Wasserstoffperoxid bei therapeutischer Anwendung in körpereigene Bestandteile (Wasser und Sauerstoff) abgebaut wird, ist eine Sensibilisierung der Haut bzw. des Organismus durch Elawox auszuschließen.

Klinik

Die Applikation von Elawox hat sich bei träge abheilenden Operationswunden, bei Nahtdehiszenzen, bei gangränösen bzw. bei traumatisch bedingten Gewebsdefekten (einschließlich Bißverletzungen) bewährt.

Bei traumatischen Affektionen kann Elawox u. a. zur Verhütung von Infektionen durch Anaerobier (Gasbrand, Tetanus) dienen. Elawox ist bei superinfizierten Wunden jeglicher Art zur Behebung von Wundinfektionen, auch bei Befall durch Pyozyaneus, und zur Beseitigung fötiden Wundgeruchs geeignet.

In der Dermatologie kann Elawox zur Behandlung von Dermatomykosen und ulzerativen Dermatosen einschließlich Ulcus cruris appliziert werden. Bei der radiologischen Behandlung von Hauttumoren kann u. U. die Strahlendosis bei gleichzeitiger Anwendung von Elawox infolge der radiomimetischen Wirkung des freien Sauerstoffs reduziert werden.

Indikationen

Chirurgie :

Gewebsdefekte, Geschwüre und Wunden jeglicher Art zur antimikrobiellen, desodorierenden, granulationsanregenden Einflußnahme.

Original-Beipackzettel für den „Elawox-Hautwundpuder"

Dermatologie :

Sekundär infizierte Ulcera cruris
Dermatomykosen (Aspergillosen, Candidamykosen, Favus, Mikrosporien, Trichophytien) ;
Pyodermien (Abszeß, Furunkel, Hidradenitis, Impetigo, Karbunkel).

Nebenwirkungen

Das Brennen beim Auftragen von Elawox beruht auf der Bildung eines Sauerstoffemphysems, das an der weißen Verfärbung der betroffenen Wundareale erkennbar ist.

Kontraindikationen

Keine großflächige Anwendung und keine Instillation in Körperhöhlen zur Vermeidung eines intensiven Sauerstoffemphysems mit konsekutiver Gasembolie. Keine Applikation in Augennähe.

Anwendungsweise und Dosierung

Im allgemeinen soll Elawox nur einmal am Tag appliziert werden, wobei die Applikation von Elawox zunächst unter ärztlicher Kontrolle erfolgen sollte, bis der betreffende Patient mit der Anwendungsweise hinreichend vertraut ist. Bei Gewebsdefekten, die Handtellergröße überschreiten, soll Elawox nur auf eng umschriebenen Arealen fraktioniert aufgetragen werden.

Zusätzliche Kompressions- bzw. Okklusivverbände sind unangebracht, da sie das Entweichen des Sauerstoffs behindern würden. Es darf keine gleichzeitige Verwendung von Jod erfolgen (Inkompatibilität). Der Kontakt mit dem Haupthaar sollte wegen der Bleichwirkung des Sauerstoffs vermieden werden.

Dauer der Haltbarkeit und Wirksamkeit

12 Monate

Handelsform	**Preis**	**Nomenklatur**
50 g Puder	2,35 M	A

Hersteller	**Kennziffer**
VEB Leipziger Arzneimittelwerk	A 13/05/361

Original-Beipackzettel für den „Elawox-Hautwundpuder“

Literatur- und Quellenverzeichnis

Diese Aufstellung schließt sich an die große Zahl von Referenzen im ersten Buch an.

Altman, N.: „Oxygen Healing Therapies: For Optimum Health and Vitality“ (Rochester: Healing Arts Press, 1995)

Balla, G. A. et al.: „Use of Intraarterial Hydrogen Peroxide to Promote Wound Healing“ in *The American Journal of Surgery*, November 1964, 108(5):621–9

Brandt, W. (Hrsg.): „Wasserstoffperoxid-Symposium: Zur klinischen Anwendung hochprozentiger Wasserstoffperoxid-Präparate“, 10.03.1967, GERMED (1968)

Brown, E. A. und Slanetz, L. W.: „Antiseptic Action of Glycerite of Hydrogen Peroxide on *Mycobacterium tuberculosis* (var. *hominis*)“ in *Science*, 21.03.1947, 105(2725): 312–3

„Brockhaus ABC Chemie in zwei Bänden“ (Leipzig: F. A. Brockhaus Verlag, 1969), S. 420–3

Dockrell, H. M. und Playfair, J. M.: „Killing of Blood-Stage Murine Malaria Parasites by Hydrogen Peroxide“ in *Infection and Immunity*, Januar 1983, 39(1):456–9

Donsbach, K. W.: „Oxygen, Oxygen, Oxygen“ (The Rockland Corporation, 1993)

Douglass, W. C.: „Hydrogen Peroxide: Medical Miracle“ (Atlanta: Second Opinion Publishing, 1992)

Farr, C. H.: „The Therapeutic Use of Intravenous Hydrogen Peroxide“ (Oklahoma City: Genesis Medical Center, Januar 1987)

Farr, C. H.: „Physiological and Biochemical Responses to Intravenous Hydrogen Peroxide in Man“ in *J. ACAM*, 1987, 21–60

Finney, J. W. et al.: „Peripheral Blood Changes in Humans and Experimental Animals Following the Infusion of Hydrogen Peroxids into the Carotid Artery“ in *Angiology*, Februar 1965, 16(2):62–6

Finney, J. W. et al.: „Removal of Cholesterol and other Lipids from Experimental Animal and Human Atheromatous Arteries by Dilute Hydrogen Peroxide“ in *Angiology*, April 1966, 17(4):223–8

Finney, J. W. et al.: „Protection of the Ischemic Heart with DMSO alone or DMSO with Hydrogen Peroxide“ in *Annals of the New York Academy of Sciences*, 15.03.1967, 141(1):231–41

Fuson, R. J. et al.: „Intravenous Hydrogen Peroxide Infusion as a Means of Extrapulmonary Oxygenation“ in *Clinical Research*, 1967, 15:74

Gartz, J.: „Wasserstoffperoxid: Das vergessene Heilmittel“ (Immenstadt: Mobiwell Verlag, 2014)

Gusak, V. K. et al.: „Possibilities of Using Weak Solutions of Hydrogen Peroxide in the Treatment of Experimental Ischemia of the Lower Extremities“ in *Klinicheskaia khirurgiia*, Februar 1986, (7)31–3

Klebanoff, S. J. und Shepard, C. C.: „Toxic Effect of the Peroxidase-Hydrogen Peroxide-Halide Antimicrobial System on *Mycobacterium leprae*“ in *Infection and Immunity*, Mai 1984, 44(2):534–6

Lonneziet, A. L. et al.: „Studies on the Parenteral Administration of Hydrogen Peroxide“ in *Anesthesiology*, März 1948, 9(3):162–74

Le Beau, C.: „Hydrogen Peroxide Therapy: New Hope for Incurable Diseases“ (International Bio-Oxidative Medicine Foundation, 1995)

Mallams, J. T. et al.: „The Use of Hydrogen Peroxide as a Source of Oxygen in a Regional Intra-Arterial Infusion System" in *Southern Medical Journal*, April 1962, 55(3):230–2

Mc Minn, M.: „I. V. Hydrogen Peroxide Touted for Intractable Pain, Suggesting an Infectious Component" in *Anesthesiology News*, 1995, 4

Nathan, G. F. und Cohn, Z. A.: „Antitumor Effects of Hydrogen Peroxide in vivo" in *The Journal of Experimental Medicine*, 01.11.1981, 154(5):1539–53

Oliver, T. H.; Cantab, B. C. und Murphy, D. V.: „Influenzal Pneumonia: The Intravenous Injection of Hydrogen Peroxide" in *The Lancet*, 21.02.1920, (1):432–3

Polgar, P. und Taylor, L.: „Stimulation of Prostaglandin Synthesis by Ascorbic Acid via Hydrogen Peroxide Formation" in *Prostaglandins*, Mai 1980, 19(5):693–700

Urschel, H. C. et al.: „Cardiac Resuscitation with Hydrogen Peroxide" in *Circulation*, 1965, 31(Suppl2):210

Urschel, H. C. et al.: „Treatment of Arteriosclerotic Obstructive Cerebrovascular Disease with Hydrogen Peroxide" in *Vascular Surgery*, Juni 1967, 1(2):77–81

Weg, S. L.: „Intravenous Hydrogen Peroxide for Chronic Pain: An Alternative Etiology and Treatment Plan for the Long-Standing Painful States" in *Pain Studies and Treatment*, 2014, 2(2):73–8

Wennström, J. und Lindhe, J.: „Effect of Hydrogen Peroxide on Developing Plaque and Gingivitis in Man" in *Journal of Clinical Periodontology*, April 1979, 6(2):115–30

Über den Autor

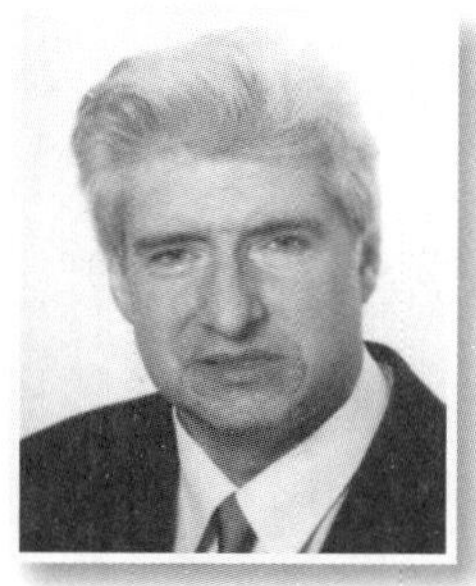

Dr. habil. Jochen Gartz (Jahrgang: 1953) studierte ursprünglich ab 1972 Chemie in Merseburg, wo er 1980 mit der Dissertation abschloss. Seit damals hat ihn die Faszination Peroxide nie verlassen: Sowohl in seiner Diplomarbeit (1976) als auch in der Dissertation forschte er zu diesem Thema, und als er danach in Leipzig in der Pharmaindustrie tätig wurde, analysierte und synthetisierte er unter anderem die peroxidischen Handelspräparate der Firma.

Ab 1984 schloss sich die langjährige Bearbeitung von neuen Naturstoffen aus Pilzen an (Habilitation 1989), ein Thema, bei dem Pharmakologie und Chemie eng verknüpft sind. Im Rahmen dieser Arbeiten entdeckte er zusammen mit lokalen Mykologen auch der Wissenschaft vorher noch unbekannte Pilzarten in Südafrika, im Nordwesten der USA und schließlich 2014 auch in Deutschland.

Bis heute hat er über 100 Fachartikel in wissenschaftlichen Zeitschriften und folgende Bücher veröffentlicht:

„Narrenschwämme – Psychoaktive Pilze rund um die Welt“ (Solothurn, 1999)

„Magic mushrooms around the world“ (Los Angeles, 1996; Arnshaugk Verlag, 2014)

„Chemische Kampfstoffe“ (Löhrbach, 2002; Arnshaugk Verlag, 2014)

„Vom griechischen Feuer zum Dynamit – eine Kulturgeschichte der Explosivstoffe“ (Hamburg, 2007, 2013 auch als eBook bei Amazon)

„Wasserstoffperoxid: Das vergessene Heilmittel“ (Immenstadt: Mobiwell Verlag, 2014)

„Psychoactive Indole Alkaloids in Higher Fungi. New Species and Perspectives“ (Beau Bassin: Scholar's Press-OmniScriptum, 2017)

Wasserstoffperoxid

Das vergessene Heilmittel

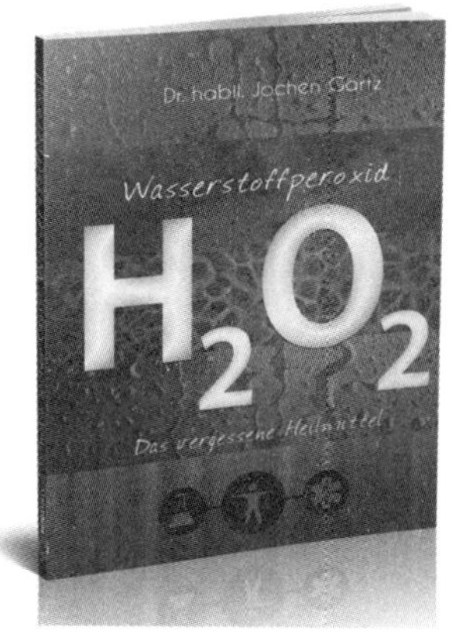

Vor mehr als 130 Jahren wurde eine einfache, billige und wirksame Substanz in die Therapie eingeführt, die bemerkenswerte Eigenschaften aufwies: Sie wirkte desodorierend und desinfizierend, beschleunigte die Wundheilung, tötete nachhaltig Viren, Bakterien, Pilze und Sporen ab und zerfiel dabei in zwei alltägliche Substanzen: Wasser und Sauerstoff. Sie führte weder zu Allergien noch Resistenzen und wurde nachgewiesenermaßen erfolgreich gegen die verschiedensten Krankheitsbilder eingesetzt.

Doch das Wasserstoffperoxid, das noch heute in jeder Apotheke erworben werden kann, ist in Vergessenheit geraten – zusammen mit den internationalen Forschungen und detaillierten wissenschaftlichen Analysen, die seine Wirksamkeit belegen.

Das vorliegende Buch beschreibt die historische Entwicklung, zitiert und referenziert für Laien wie Mediziner die geleisteten Forschungen und schildert die schon realisierten und möglichen Anwendungen dieser faszinierenden Substanz und ihrer chemischen Abkömmlinge, die bereits heute die wichtigsten Pharmaka gegen Malaria sind. Es ist ein längst überfälliger Appell, diese Peroxide erneut umfassend therapeutisch und auch im häuslichen Gebrauch anzuwenden.

216 Seiten ISBN 978-3-944887-07-4 14,90 €

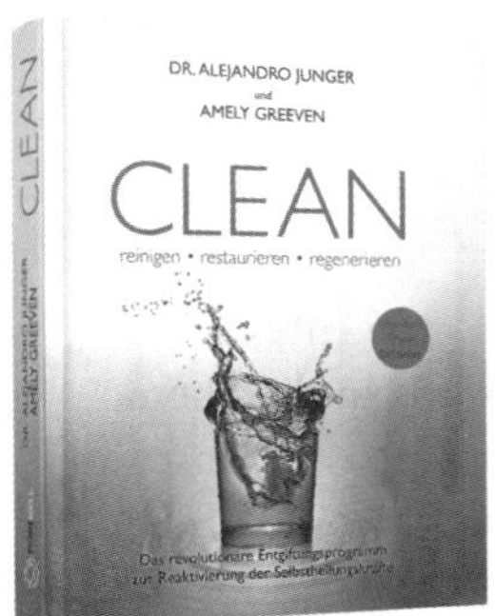

ISBN: 978-3-944887-15-9

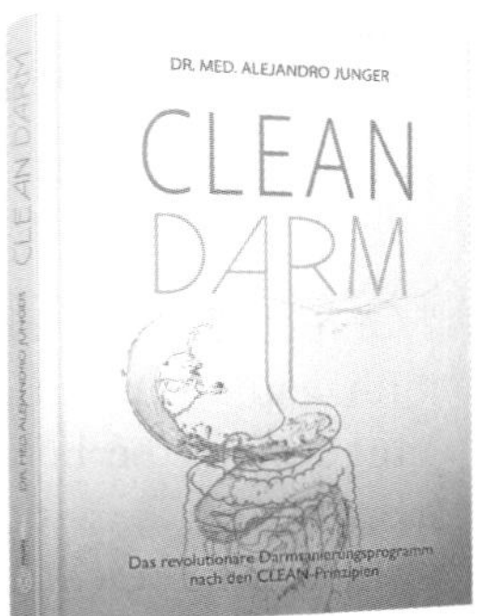

ISBN: 978-3-944887-16-6

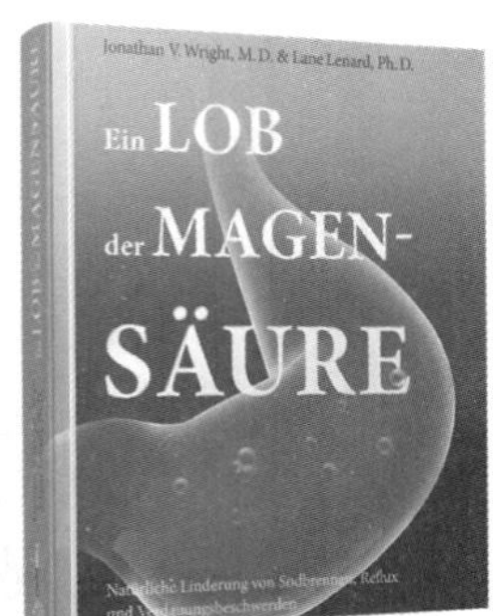

ISBN: 978-3-944887-29-6

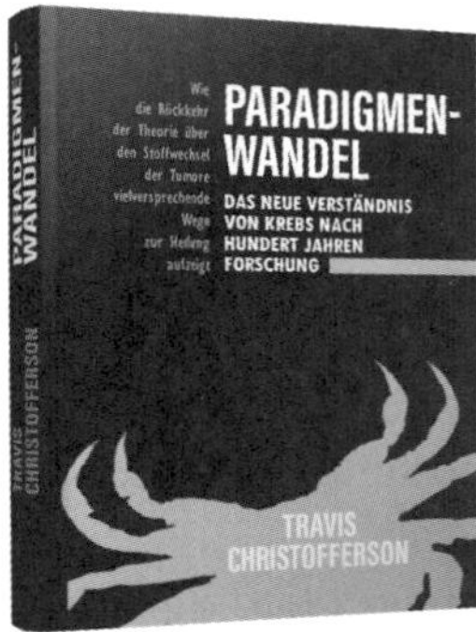

ISBN: 978-3-944887-31-9

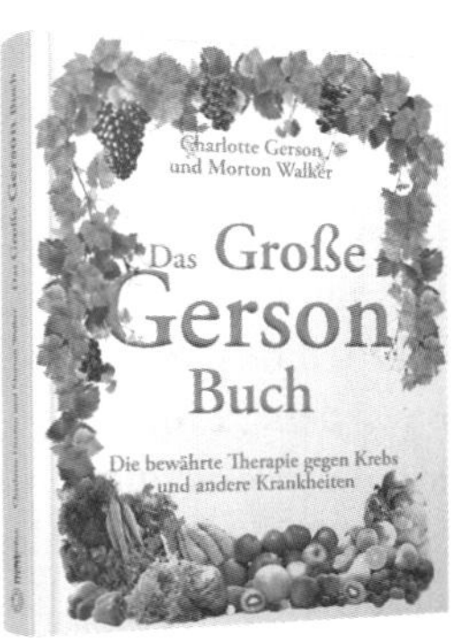

ISBN: 978-3-981409-84-0

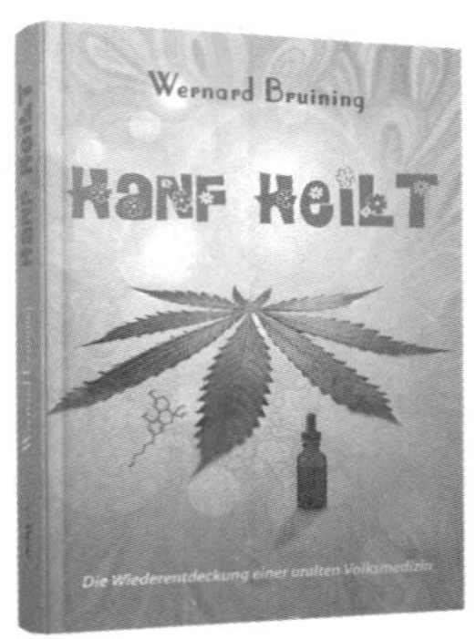

ISBN: 978-3-981409-88-8

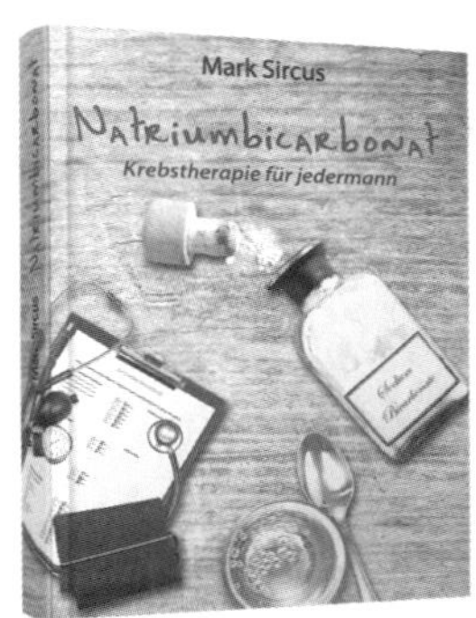

ISBN: 978-3-944887-04-3

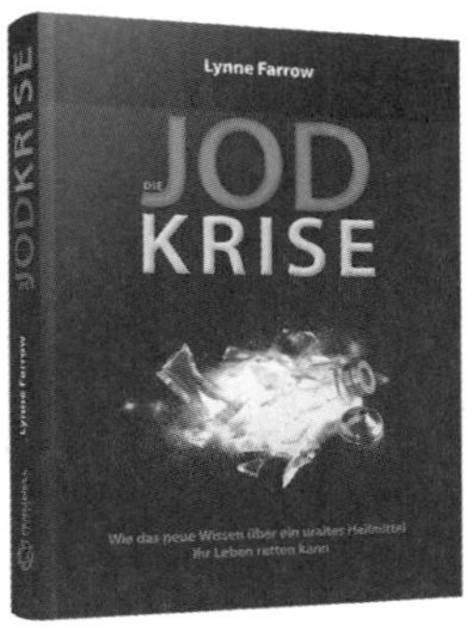

ISBN: 978-3-944887-18-0

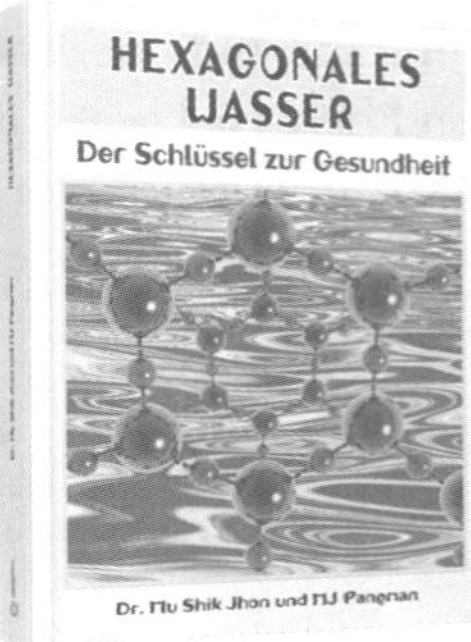

ISBN: 978-3-981031-81-2

www.mobiwell.com

Tel.: +49-(0)8323-9681022

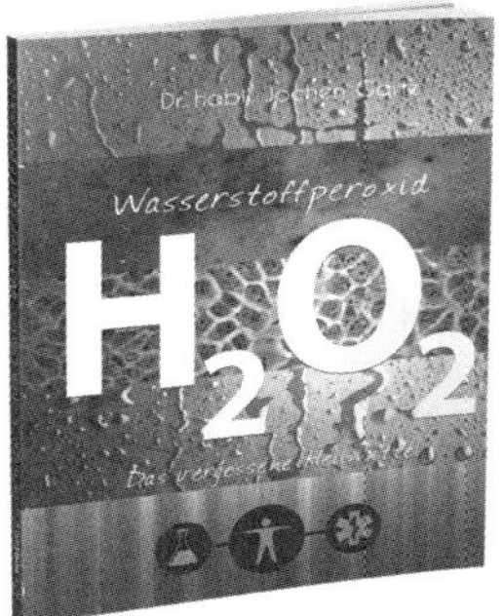

ISBN: 978-3-944887-07-4

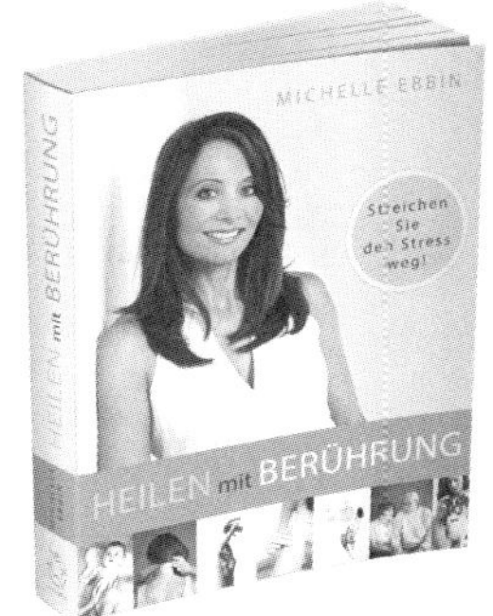

ISBN: 978-3-944887-24-1

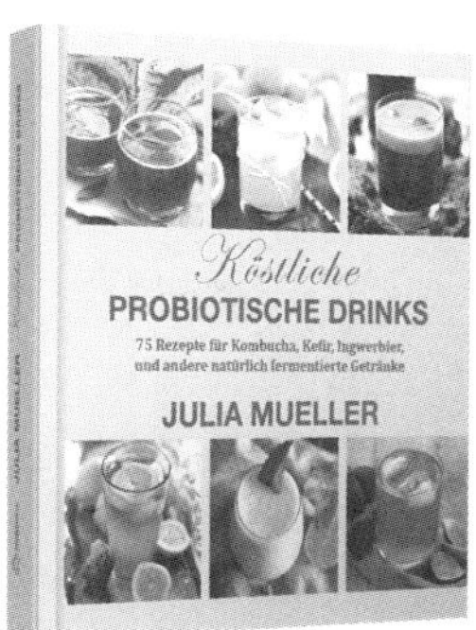

ISBN: 978-3-944887-27-2

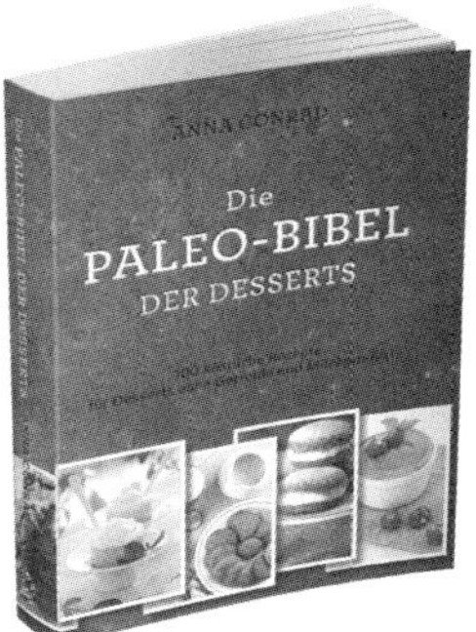

ISBN: 978-3-944887-45-6

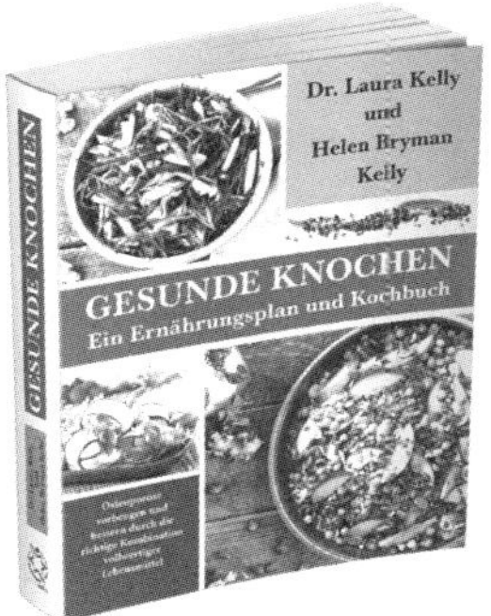

ISBN: 978-3-944887-43-2

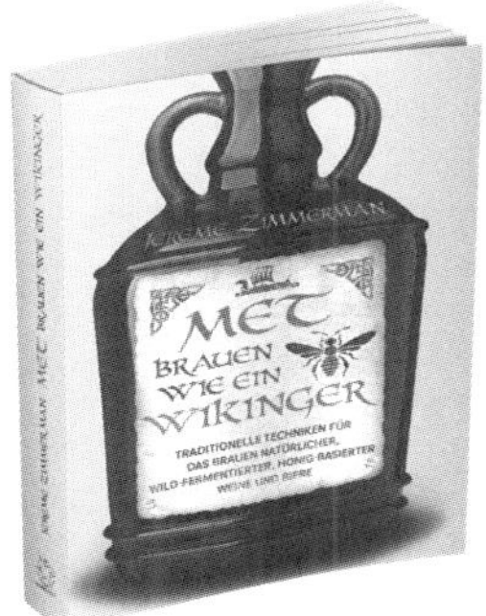

ISBN: 978-3-944887-33-3

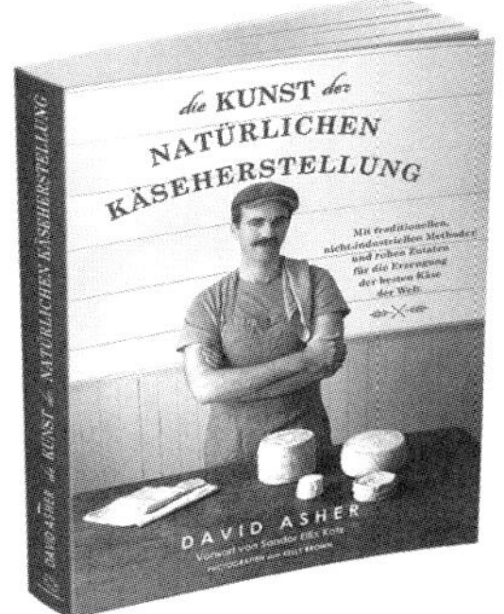

ISBN: 978-3-944887-41-8

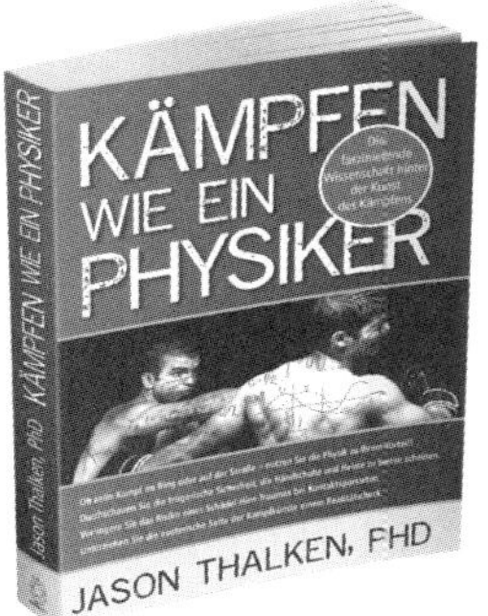

ISBN: 978-3-944887-36-4

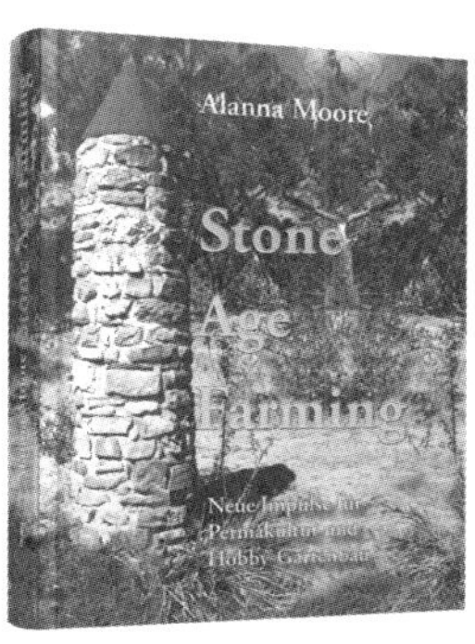

ISBN: 978-3-944887-22-7